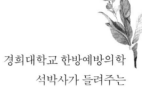

경희대학교 한방예방의학

석박사가 들려주는

치료보다
쉬운 예방

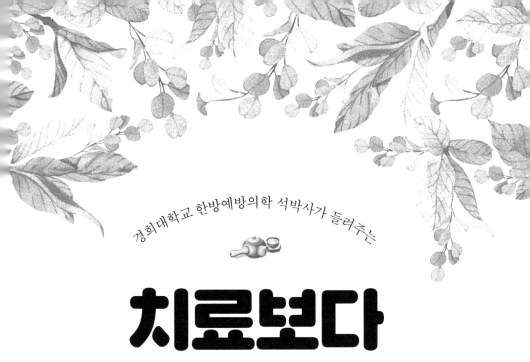

경희대학교 한방예방의학 석박사가 들려주는

치료보다
쉬운 (예)방

| 김제명·이승환·이슬기·박준상·차지원·김도균·주성완 |

맑은샘

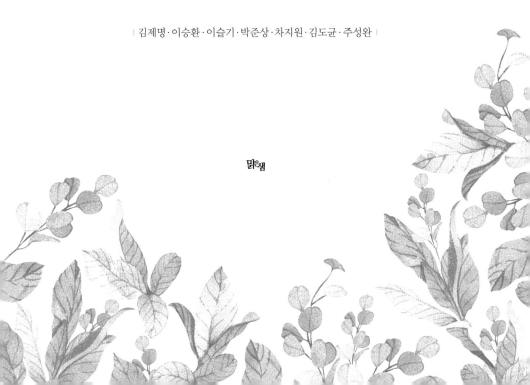

지금 인류는 고령화에 따른 각종 성인병과 만성 질환의 증가, 신종 감염병의 잦은 출현으로 과거에 경험해 보지 못한 위기에 직면해 있습니다. 인류의 최대 화두는 얼마나 오래 사느냐가 아니라 어떻게 사느냐입니다. 즉, 유병장수가 아닌 무병장수가 인류의 지상목표가 되었습니다.

세계의학의 패러다임은 질병의 치료에서 예방으로 변해가고 있습니다. 우리나라는 질병 발생의 패턴이 이미 1980년대에 인조퇴행 질환의 시대The Age of Degenerative and Man-made Disease로 접어듦에 따라, 의학 또한 치료중심에서 예방중심으로 넘어가고 있습니다. 따라서 예방 및 조기 치료에 우수한 개념과 강점을 가지고 있는 한의학, 특히 예방한의학의 역할이 커지고 있습니다.

한의학에서 예방의학은 "양생학"이라고 불려 왔습니다. 질병 예방 및 건강증진을 위한 연년익수延年益壽의 이론과 연구방향을 제시하고 실생활에 적극 실천하는 것을 목적으로 하고 있습니다. 예방한의학의 기본 이치는 인체가 본래 갖고 있는 항상성을 유지하되, 조화로운 상태가 무너진 경우 빠르게 회복하도록 돕는 것입니다.

한의원의 여러 진단과 치료에 건강보험이 점차 확대되면서, 한의원의 문턱이 낮아졌습니다. 하지만 대중적 성원에 걸맞은, 일상생활에서 일어날 수 있는 문제점들을 가볍게 해결하는 데 도움이 될 예방한의학 서적이 많지 않아 아쉽게 생각해 왔습니다. 그러던 차에, 우리 교실에서 함께 수학한, 인품과 뛰어난 실력을 갖춘 석박사들인 김제명, 이승환, 이슬기, 박준상, 차지원, 김도균, 주성완 원장이 진료 현장에서 경험한 생생한 예방한의학 이야기를 책으로 낸다고 하니 기쁜 마음으로 추천합니다. 모쪼록 이 책이 국민건강을 증진시키는 데 작은 밑거름이 되기를 진심으로 기원합니다.

경희대학교 한의과대학 교수
예방한의학회 회장
세계보건기구_{WHO} 협력센터 동서의학연구소장
고 성 규

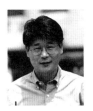

호미로 막을 것을 가래로 막지 말자

"호미로 막을 것을 가래로 막는다"

어떠한 사고가 일어나기 전에 미리 예방하는 것이 얼마나 중요한지를 표현한 속담입니다. 건강에서도 마찬가지입니다.

우리는 역사상 유례없었던 코로나19를 겪으면서, 마스크와 손 씻기, 거리 두기, 백신 접종 등의 예방이 얼마나 중요한지를 절감했습니다.

아직 병이 되지 않은 상태인 '미병未病' 단계에서 잘 관리하면, 발병 이후 치료하는 것보다 많은 시간과 비용, 노력을 절약할 수 있습니다. 그래서 예방은 가장 효율적이고 확실한 치료이기도 합니다.

질병을 미리 예방하는 길목에 한의학이 든든하게 자리 잡고 있습니다. 한의학은 인간의 생리와 병리를 자연환경과 밀접하게 연결하여 이해했고, 생활습관 교정과 예방법을 제시해 왔습니다. 오늘부터 바로 실천할 수 있는 간단한 운동법과 지압법, 음식과 약차를 통해서 질병을 막고 건강한 몸과 마음을 유지할 수 있습니다.

한의학은 보법補法과 사법瀉法을 임상에 꾸준히 연구하고 발전시켜 왔습니다. 보법補法은 인체의 면역력을 높여서 질환을 능히 극복해낼 수 있도록 하는 방법이며, 사법瀉法은 바이러스, 세균은 물론 찬 기운, 더위 등의 외부 악영향을 인체 내에서 몰아내는 방법입니다. 보법補法과 사법瀉法, 이 안에 예방의학의 주요 원리가 담겨있습니다.

《치료보다 쉬운 예방》은
경희대학교 한의과대학원 예방의학 석박사 한의사 7인이 집필했습니다.
생애 주기별로 겪을 수 있는 질환을 예방의학의 측면에서
그동안 진료실에서 꼭 해드리고 싶었던 이야기들로
쉽게 풀어내도록 노력했습니다.

복잡한 질병에 맞서서,
미리 질병을 예방하고 극복하는 데
작은 보탬이 되길 기원합니다.

정말 맛있는 음식을
한 번도 맛보지 못한 사람은 있어도
한 번만 맛본 사람은 없습니다.

우리의 한의약도 그 치료 효과를 한번 경험하면
깊은 신뢰와 의지를 갖고 계속 찾게 됩니다.

감사합니다.

경희대학교 한의과대학원 예방의학교실

김제명, 이승환, 이슬기, 박준상, 차지원, 김도균, 주성완

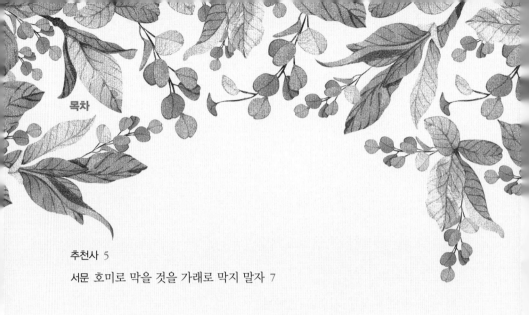

목차

제3장 우리 아이, 튼튼하고 똑똑하게!

제4장 은근히 계속 신경 쓰이는 피부 질환

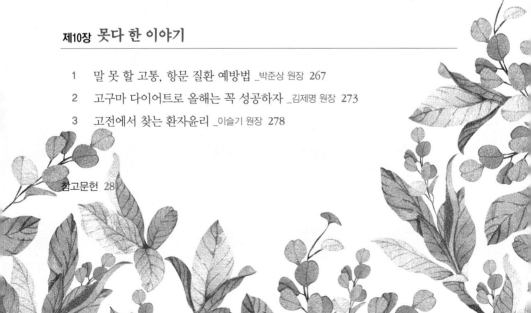

제1장

우리 모두
알아야 하는
여성의학

사춘기 변화 미리 알고 대처하기

여학생들이 사춘기에 접어들면서 몸과 마음에 다양한 변화가 나타납니다. 이때 당황하지 않고, 잘 대처하기 위해 가장 중요한 '예방'은 정확한 지식을 미리 숙지하는 것에서부터 출발합니다.

한의사 교의校醫(학교 주치한의사)로 성교육을 해줬던 이야기를 해드릴까 합니다. 초등학교 1학년 대상으로 성교육 요청을 받아, 남녀의 차이에 대한 이야기를 해줬었는데 아이들의 순진무구한 모습에 너무 당황했었습니다. 얼마나 알고 있나 싶어 교육 전 설문지를 돌렸었는데, "남자에게는 있고 여자에게는 없는 신체 부위는?"이라는 질문에 "머리, 가슴, 배"라고 답변하는 아이도 있었고 "팔, 다리"라는 답도 있었습니다. 하하하. 그래도 자주 보고 교육이 반복되다 보면 좀 더 나아지지 않을까요?

고등학생을 대상으로 한 성교육은 사뭇 진지합니다. 여학생들 중에는 생리통으로 고생하는 경우도 많고, 부끄러워하면서도 궁금한 내용들이 많으니까요. 짓궂은 남자아이들은 성교육이라고 하면 대뜸 "아이는 어떻게 생겨요?"라고 질문을 합니다. 아마도 SEX라는 단어를 말하기 부끄러워하는 강사의 모습을 기대하고 있을 것입니다. 하지만 저는 당황하지 않고 정확하게 설명을 이어갑니다.

"남성의 발기, 성교, 사정 그리고 여성의 배란, 수정, 착상"

전문적인 용어들에 갸우뚱합니다. 이해하기 쉽게 가벼운 이야기를 먼저 해야지요. 귀여운 동물 새끼들을 보여주자 여학생들이 꺅꺅 소리를 지릅니다.

"인간을 포함한 모든 동물들의 어릴 때 모습은 한없이 귀엽지요? 그런데 어떤 형태로 시작할까요? 아주 아주 작은 알에서 시작합니다. 그게 바로 '수정란'이에요. 남자의 정자와 여자의 난자가 하나씩 만나서 놀라운 생명의 탄생이 이뤄지는 거지요. 이해를 돕기 위해 우선 남성의 몸과 여성의 몸부터 알아야 합니다.

남성의 고환에서 만들어진 정자는 혈액이 남자의 성기에 몰리면서 성기가 딱딱해지고, 일어나는 '발기' 후 남녀의 '성교'를 통해 한꺼번에 여성의 질 안으로 확 뿜어져 들어가는데, 이를 '사정'이라고 합니다. 한번에 사정되는 정자의 수는 수억 개에 해당합니다. 그중에 딱 하나의 정자만이 난자와 만나서 수정란이 되는 거죠. 그러니 여기 있는 우리 모두는 수억 개의 생명 중에 살아남은 유일한 존재인 거예요. 얼마나 잘 살아야겠어요? 우리에게 주어진 삶을 그냥 대충대충 살거나 나쁘게 살면 다른 생명들이 얼마나 억울할까요?"

까불거리던 남학생들의 표정이 진지해집니다.

"올챙이처럼 생긴 정자는 자궁(약 7㎝)을 지나 나팔관(약 10㎝)을 통과해

헤엄쳐서 가는데 정자의 사이즈로 환산해 보면 거의 300㎞의 거리를 착실히 헤엄쳐야 합니다. 여성의 난소는 한 달에 딱 한 번 난자 1개를 배출하는 '배란'을 합니다. 이번 달은 오른쪽에서 배란했으면, 다음 달에는 왼쪽에서 배란하죠.

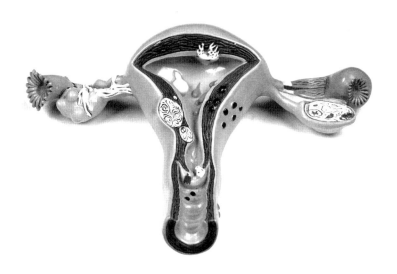

정자는 여성의 자궁 안에서 약 일주일간 생존할 수 있고, 난자는 하루 정도밖에 살아있지 못해요. 열심히 헤엄쳐서 온 정자가 난소의 배란 시기와 맞아 떨어져 나팔관에서 난자와 극적으로 만나면 비로소 수정란이 되는 겁니다!

그다음 이 수정란은 자궁 쪽으로 이동하면서 자리 잡을 곳을 찾죠. 여성의 자궁은 폭신폭신한 자궁벽을 만들어서 수정란을 맞을 준비를 하고 있어요. 자궁에 도착한 수정란이 마음에 드는 자궁벽에 자리를 잡는데, 이 과정을 '착상'이라고 합니다. 이 과정까지 문제없이 진행되면 우리는

'임신'이 되었다고 이야기하죠. 자, 이렇게 10개월을 엄마 자궁 속에서 점점 성장하여 세상 밖으로 나오면 '출산'이 되는 거고, 그렇게 아이가 탄생합니다."

긴 설명 끝에 출산까지 이어지니 학생들이 재미있어합니다. 자 이제 생리로 이어질 차례!

"자, 그런데 임신이 이루어지지 않은 여성의 몸은 매달 자궁벽을 새로 만들었다가 허무는 과정을 반복합니다. 이게 바로 '생리'예요. 보통 10대에서 60대까지. 사람마다 차이는 있어요. 처음 생리를 하는 것을 '초경'이라고 하고 한동안은 일정한 주기를 갖지 않고 있다가 점점 28~30일 정도의 주기를 갖게 되어요. 어떤 사람은 이보다 짧고 어떤 사람은 길기도 하지요.

옛날 한의학 서적에 이런 글이 있습니다.

여자가 7세가 되면 생식기능이 발달하고(女子七歲 腎氣盛) 영구치가 나고, 머리카락이 잘 자란다(齒更髮長).
14살이 되면 월경이 이르게 되고(二七而天癸至) 임맥任脈이 통하고 태충맥太衝脈이 왕성해지면서 월경이 때맞춰 나오게 되니, 임신을 할 수 있게 된다(任脈通 太衝脈盛 月事以時下 故有子).

여러분과 같은 청소년기에 2차 성징이 나타남을 의미하는 거죠. 이렇게 생리를 비롯한 2차 성징은 우리 몸의 호르몬이 많은 관여를 하게 되는데, FSH, LH, 여성호르몬(에스트로젠 중에 에스트라디올), 프로제스테론의 협동작전으로 배란, 임신 그리고 임신 유지 혹은 생리 등을 해나갑니다. 이 외에도 여성의 유방을 발달시키고, 생식기 주변에 음모가 나도록 하고, 감정 기복이 심해지거나 갑자기 부모님에게 반항하게 되는 것도 이때 흔하게 나타날 수 있는 변화예요. 이럴 때는 혼자 고민하지 말고, 선생님이나 부모님께 내 몸과 마음의 변화를 솔직하게 이야기하고 도움을 청하세요. 이해해 주시고, 함께 좋은 해결방안을 찾을 수 있을 거예요.

아, 그리고 이야기 듣기로 어떤 남학생이 여학생들의 생리대를 보고 놀렸다고 하던데요. 오늘 이러한 이야기를 듣고도 그런 경우가 생기면? '나쁜 사람!' 오케이?"

이 증상도 갱년기 때문인가요?
- 갱년기 요실금 증상

똑똑. 한의원에서 함께 일하는 김 원장님이 조심스럽게 방으로 들어왔습니다.

"방금 오신 저 환자분 소변에 문제가 있지 않으세요?"

"응? 무릎 아픈 이야기만 하셨는데, 왜 그렇게 생각해요?"

"오래된 소변 냄새가 살짝 나서요"

평소 후각이 매우 뛰어나 나와 직원들을 놀라게 했던 김 원장님이 그렇게 이야기하니 내가 중요한 부분을 놓치고 있나 싶었습니다. 침 치료를 마치고 원장실로 조용히 모셔서 혹시 소변 문제가 없으신가 여쭈었더니 얼굴이 붉어지면서 몇 달 전부터 요실금이 있다고 하십니다. 이야기하기 부끄러웠지만 원장님이 먼저 이야기해 주니 다행이라며, 성인용 기저귀를 차고 다닌 지 한 달 정도 되었고, 방광염도 와서 항생제를 먹어도 자주 재발한다고 하셨습니다. 50대가 되니 이러나 싶은데, 폐경 후에 남편과 성관계를 가끔 했지만 최근에는 성교통이 너무 심해 피하게 된다고요.

폐경기 이후 여성의 건강과 삶의 질에 대한 중요성이 부각되면서, 신체 활동뿐만 아니라 수치심, 우울 등의 정신적 측면에도 문제를 발생시킬 수 있는 비뇨생식기 질환에 대한 관심이 높아지고 있습니다. 하지만 요실금이나 간질성 방광염, 위축성 질염과 같은 비뇨생식기 질환은 정상적 노화 과정의 하나로 잘못 인식되거나, 위의 환자분처럼 수치심으로 인하여 숨기려 하고, 예방 및 초기 치료시기를 놓치기도 합니다.

요실금은 소변이 조절되지 않고 조금씩 새어 나오는 증상으로 피부염, 요로감염, 악취의 원인이 됩니다. 처음에는 기침하거나 웃을 때 실수를 하지만, 악화되면 특별한 자극이 없이도 소변이 새어 나오게 됩니다. 간질성 방광염Interstitial cystitis은 빈뇨(잦은 소변), 요급(소변을 참지 못하는 증상), 만성 골반통을 주로 호소하고요, 원인이 될 만한 명확한 방광의 병변이 없는 것을 특징으로 합니다. 일반적인 방광염과 증상이 비슷하나, 너무 자주 재발하고 잘 낫지 않으며 소변을 보고 나면 증상이 나아지는 경향이 있어요. 위축성 질염은 여성호르몬Estrogen의 부족으로 질 내벽의 세포와 외음부 피부가 위축되어서 상처받기 쉬운 상태가 되어 발생합니다. 질 건조감 및 소양감(가려움증), 작열감(화끈거림), 출혈, 성교통 등이 대표적 증상입니다.

연구에 따르면, 갱년기의 증상으로 성생활을 하지 않는 여성이 더 우울하다는 보고가 있고, 이러한 증상이 있는 경우 질 분비물 부족으로 성교통을 느끼거나 성적 흥분과 절정감 도달에 어려움을 호소하기도 합니다.

위 환자의 경우 방광염, 요실금으로 소변에 대한 불안감을 갖고 있는 상황이라 더욱 성관계를 피하게 되었고, 부부 사이에도 자주 다툼이 발생한다고 했습니다. 이러한 본인을 이해하지 못하는 남편에 대한 섭섭함이 더해져 우울감까지 더 심해지는 악순환 상태였고요.

이러한 질환들의 경우 한의약 치료가 매우 효과적입니다. 앞서 설명해 드린 갱년기 증상은 소화기능과 비뇨생식기의 기능이 떨어져서 나타나는 분들이 많고(비신허증, 脾腎虛證), 스트레스(간울증, 肝鬱證)나 잘못된 생활습관이 문제가 되는 경우도 있습니다.

갱년기 여러 증상들에 효과적인 예방법을 알려드릴게요. 이 방법들은 비뇨생식기의 문제뿐 아니라 갱년기 대표적인 증상인 안면홍조(상열감)에도 도움이 됩니다.

뜸 치료는 갱년기 증상들의 치료 및 예방에 특히 효과적입니다. 중완中脘, 기해氣海, 천추天樞에 20분간 주 3회 꾸준히 시행합니다. 이와 함께 좋은 예방법이 좌훈 요법입니다. 좌훈은 약물을 넣고 끓인 탕약의 증기를 환부에 쏘이는 것 혹은 약물을 태워서 연기를 쐬는 방법이죠. 뜸 치료와 마찬가지로 주 3회 20분간 약재를 끓는 물이 있는 좌훈 용기에 넣어 증기를 환자의 음부에 쐬어줍니다. 환자의 몸 상태에 따라 다른 약재들을 쓸 수 있지만, 가장 대표적으로 황백과 사상자를 쓸 수 있어요. 황백은 항진균, 항염증 효과가 있고 사상자는 냉, 소양감 개선과 살균 등의 효과를 나타냅니다.

황백 – 항진균, 항염증 효과가 뛰어난 한약재

뜸이나 좌훈이 번거롭다면 아무 준비 없이 지금 바로 할 수 있는 운동이 있습니다. 한 번쯤은 들어봤을 법한, '케겔 운동'입니다. 보통 생각하는 항문 조임 운동하고는 조금 달라요. 지금 상상해 봅시다. 화장실에서 소변을 보고 있는데 누가 문을 덜커 열어요. 그럼 깜짝 놀라서 빨리 끊어야죠. 꽉! 이 운동이 제대로 된 케겔 운동입니다. 차이가 느껴지시나요? 항문만이 아니라, 요도도 함께 꽉 조여 주어야 합니다! 이때 자극되는 부위를 '골반저근육'이라고 하는데요, 이 근육을 꽉 조인 상태로 10초간 유지합니다. 하루 열 번 이상 수시로 운동하면 약하고 민감한 근육을 탄력 있게 만들어 요실금뿐 아니라 방광염, 위축성 질염, 과민성대장증후군 치료에도 도움이 됩니다.

위의 환자분 이야기로 돌아가면 — 남편분과도 대화를 나눴습니다. 아내의 몸 상태가 어떻게 달라졌고, 심리적으로는 어떠한지, 남성보다 성호르몬의 영향을 많이 받는 여성의 몸 상태에 대해 알려드리니, 본인이 너무 무심했다고 반성했습니다. 미안하고 고마운 마음은 있는데 표현이 부족했다며, 말 한마디, 태도 하나하나 신경 써보겠노라 다짐하셨죠. — 한약 치료, 침 치료, 뜸 치료를 두 달 동안 정말 성실하게 받으신 이 환자분은 원래 아프던 무릎은 물론, 방광염, 요실금, 위축성 질염에 소화기능, 빈혈, 심리적 우울감까지 함께 좋아지셨고, 남편과 단둘이 여행을 다녀올 계획이라며 들떠 하셨습니다.

최근에는 여성의 기능이 끝났다는 부정적 의미의 '폐경'이라는 단어 대신, 새로운 삶의 시작을 위한 '완경'이라는 용어를 많이 사용합니다. 초경을 축하해 주는 것처럼, 완경도 축하해 주세요! 좀 더 일찍 환자분의 불편감을 찾지 못한 저의 불찰을 반성하며, 김 원장님처럼 특별한 후각능력이 없다면 더욱 세심한 관심과 진료가 필요하겠다고 생각했습니다.

갱년기 안면홍조는
그대로 두면 사라질까요?

갱년기란 여성이 노년기에 접어들며 성호르몬이 감소하는 시기입니다. 성호르몬의 감소로 인해 여러 증상이 나타나는데, 대표적인 것들로는 얼굴의 열감, 붉어짐, 두통, 소화불량, 감정 변화 등을 꼽을 수 있습니다. 갱년기는 짧게는 5년에서 길게는 10년 이상 지속되며, 이로 인한 증상들도 함께 꾸준히 발생합니다.

그렇다면 갱년기가 끝나면 증상들도 자연스럽게 사라질까요? 그렇지 않습니다. 갱년기에 발생한 증상들을 방치하면 몸에 손상을 남겨 노년기까지 만성적으로 증상이 남는 경우가 많습니다. 그렇기 때문에 갱년기에 안면홍조가 발생하는 상황 또한 가볍게 여겨서는 안 됩니다. 5년이 넘는 오랜 시간 동안 지속되는 홍조는 피부를 약하게 만들어 지루성 피부염, 주사비와 같은 다른 피부 질환으로 이어질 수 있습니다. 게다가 갱년기는 몸의 회복력도 떨어지는 기간이라 2차적으로 발생한 증상들이 잘 낫지 않을 수 있습니다.

그렇기 때문에 갱년기의 다른 증상들도 그러하듯, 홍조 또한 다른 문제로 발전하기 전에 미연에 지혜롭게 대처해야 합니다. 한의학에서는 갱년기의 증상을 '혈허(호르몬 등 몸의 내부적인 물질의 부족)'로 인한 '상열(위로 열이 오른다.)' 현상으로 파악합니다. 대부분의 '혈허' 상황은 적절한 음식을 섭취하여 관리해야 하는데 '당귀'와 같은 약재가 대표적입니다. '당귀'는 예로부터 혈이 부족하거나 혈행에 문제가 있을 때, 특히 부인과의 다양한 질환 치료를 목적으로 사용된 약재입니다. 또 '상열' 증상을 완화시키는 데 있어서는 '계피'가 장점이 있는데, 몸을 따뜻하게 해주고 열 균형을 맞춰주는 특별한 능력이 있습니다. 이 둘을 같이 섭취하게 되면 올바른 혈액순환을 돕고 열 균형을 맞춰주게 되며, 특히 마르거나 몸이 차가운 여성에게 더욱 도움이 됩니다. '당귀'와 '계피'는 식용 약재로 분류되어 일반 시장에서 구하기 쉬워 차로 끓여 상시로 마시는 것이 갱년기를 원만히 보내는 데 도움을 줄 수 있습니다.

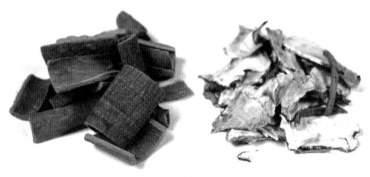

계피, 당귀

섭식만큼이나 생활 속 관리도 중요한데, 그중 규칙적인 수면은 필수적입니다. 홍조 및 피부 질환의 회복에 있어 규칙적 수면만큼 좋은 약은 없습니다. 수면에 방해되는 커피와 같은 카페인 음료는 줄여주시는 것이 좋겠지요. 또한 얼굴에 열이 오르며 붉어지는 상황이 오면 시원한 물을 적신 수건으로 얼굴을 살짝 눌러주듯 하여 과도한 열감이 피부를 상하게 하지 않도록 관리해야 합니다. 평소 쓰는 데 아무 지장이 없던 기초 화장품도 이때는 서서히 피부에 자극이 될 수 있기 때문에 병의원에서 판매하는 것들로 교체해 주는 것이 안전합니다.

홍조 같은 피부 질환은 빨리 낫지 않는 편이고, 갱년기 질환인 만큼 신체 회복력이 저하되어 있기 때문에, 치료가 시급한 상황에서는 피부에 대한 직접적 외부 처치와 더불어, 노화로 인해 몸에 부족해지는 부분을 약으로 보충하는 것이 바람직합니다.

갱년기는 노화 속에서 일어나는 자연스러운 현상이지만, 갱년기로 인한 증상 속에서 받는 고통은 충분히 관리를 통해 줄일 수 있는 영역입니다. 홍조 또한 방치하지 않고 적절히 관리한다면 노년에도 아름다운 얼굴을 유지할 수 있을 것입니다.

지긋지긋한 생리통!
진통제, 피임약과 이별하기

대학교 1학년 때, 모든 면에서 철저하고 완벽해 보였던 여학생 한 명이 홀로 강의실 책상에 엎드려 있었습니다. 무슨 일인가 싶어 물어봤더니 생리통 때문에 너무 힘들다고 하더라고요. 안타깝지만 그때는 침, 한약에 대해 아직 배우기 전이라서 아무런 도움을 줄 수 없었습니다. 이후로 한의원에서 심한 생리통 환자를 볼 때마다 그 친구가 생각납니다.

도대체 생리통은 왜 생길까요? 자궁이나 난소에 질환이 있다면 그로 인해서 생리통이 나타나기도 합니다. 하지만 해부학적으로 아무 이상이 없는데도 생리통이 심하다면, 산부인과에서는 딱 하나의 단어로 설명합니다.

"프로스타글란딘Prostaglandin"

생소하고 어려워 보이는 단어지만, 이걸 알아야 생리통을 이해할 수 있습니다. 자, 케첩통을 자궁이라고 생각해 봅시다. 그 안의 케첩을 두꺼워진 자궁내막, 즉 주기에 맞춰서 나올 생리혈이라고 보고요, 한 달에 한 번 우리 몸은 이 케첩을 모두 비워내는 '생리'를 합니다. 어떻게 해야 할까요? 케첩통을 쥐어짜야겠죠. 이 쥐어짜는 역할을 해주는 물질이 바로 프로스타글란딘입니다. 이 물질이 과도하게 나오면 자궁근육이 심하게 수축하고 아랫배 통증이나 허리통증을 유발하는 거죠.

생리통이 심한 경우 산부인과에서는 프로스타글란딘의 생성을 억제하는 진통제를 복용하도록 합니다. 극도로 심한 경우 경구피임약을 처방하기도 하는데 경구 피임약은 배란과 자궁내막증식을 억제해서 프로스타글란딘의 생성을 억제하는 역할을 하죠. 너무 참는 것만이 능사가 아니니, 진통제나 피임약 복용을 무서워하지 말라고도 조언드립니다. 하지만 이러한 치료방법은 악순환을 가져올 수 있습니다.

케첩통을 다시 생각해볼까요? 케첩통을 눌러주는 힘이 약하면 케첩은 다 나오지 않고, 남겨진 케첩이 오래될수록 다음에는 보다 많은 힘을 줘야 케첩을 밖으로 짜낼 수 있습니다. 같은 원리로 자궁(케첩통)에 가해지는 힘(프로스타글란딘)을 억지로 줄이면 생리혈(케첩)이 남게 되고, 이것이 반복되다 보면 결국 더 큰 힘으로 자궁을 쥐어짜게 됩니다. 즉, 더 큰 통증을 유발하게 되는 거죠.

조금 다르게 봅시다. 프로스타글란딘이 많이 나올 필요가 없도록 하면 되지 않을까요? 한의학에서는 생리통의 원인을 크게 3가지로 봅니다.

1. 스트레스

우리 몸이 긴장하면 자궁과 주변 근육을 딱딱하게 만들어요. 케첩통의 뚜껑을 닫아놓은 상태가 됩니다.

2. 냉증

선천적으로 손발이 차고, 아랫배가 찬 경우, 혹은 나쁜 습관으로 하복부를 차갑게 방치한 경우입니다. 케첩통을 냉동실에 두어 케첩이 얼어 있다고 생각해 보세요.

3. 어혈

운동 및 활동 부족, 외상으로 인한 타박 등으로 인해 덩어리가 많은 생리를 만듭니다. 케첩이 액체가 아닌 떡처럼 끈적끈적한 상태가 되어 있는 것입니다.

이러한 원인 때문에 아무리 쥐어짜도 케첩은 잘 나오지 않고, 점점 더 강하게 압박을 해줘야 하는 상황이 되는 겁니다. 그렇다면 해결책은 뭘까요? 스트레스를 날려버려서 케첩통을 활짝 열어주고, 아랫배를 따뜻하게 해서 얼어있는 케첩을 녹여주고, 어혈을 풀어줘서 케첩을 고른 액체로 만들어 주면 됩니다.

스트레스를 날리면서, 어혈을 없애주는 데는 운동만 한 것이 없습니다. 당장 시작하기 쉬운 운동 중 하나로 '절운동'을 권해드립니다. 종교적인 목적 없이 작은 공간에서 최소한의 시간으로 생리통 예방에 탁월한 효과를 낼 수 있습니다.

처음에는 천천히 30회 정도로 시작해 보세요. 10분 정도 걸릴 건데요, 별로 안 힘들다 싶으면 5개씩 늘려가시되, 꾸준히 매일 하는 습관이 중요합니다. 몸의 상하

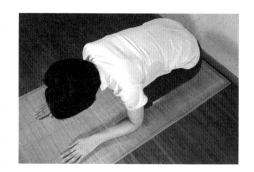

혈액순환을 도와주고, 특히 하복부의 코어 근육을 발달시켜 주기 때문에 자궁 수축도 도와주고, 살짝 땀이 나면서 기분 좋게 스트레스를 줄여 줄 수 있습니다.

그리고 아랫배를 수시로 따뜻하게 해주세요. 충전식으로 쓰는 돌뜸이나 핫팩을 생리 시작 일주일 전부터 꾸준히 사용하는 것도 생리통을 예방하는 좋은 방법입니다. 아랫배가 선천적으로 너무 차가운 분들에게는 '수정과' 차를 추천해 드립니다. 수정과에는 '계피'가 들어가는데요, 이 계피는 아랫배를 따뜻하게 하고 손발도 따뜻하게 하는 효과가 있습니다. 수정과를 드시거나, 하루에 100~120cc의 물에 계피를 4g 넣고 30분 우려낸 뒤에 드셔 보세요. 서서히 몸이 따뜻해지는 것을 느낄 수 있을 겁니다.

이러한 노력에도 불구하고 생리통이 여전하다면 위에 이야기한 원인들을 해결해 줄 수 있는 침 치료, 한약 치료, 뜸 치료를 초기에 받는 것이 필요합니다. 조기 치료 역시 더 힘들기 전에 할 수 있는 훌륭한 예방법이 될 수 있습니다.

시도 때도 없이 생리가 나옵니다
- 부정출혈, 붕루

유난히 힘들어 보이는 환자분이 내원하셨습니다. 29세 여성 직장인으로, 산부인과에 몇 개월을 다녀도 전혀 차도가 없다며 너무 힘들다고요. 말씀을 들어보니 한 달에 거의 20일 이상 생리를 하고 있다고 호소했습니다. 지속적인 출혈이 있다 보니 어지럽고, 소화도 안 되고, 계속 졸리고, 기분도 업, 다운… 거의 조울증이라고요. 이런 경우 걱정을 안고 산부인과에 가면, 자궁경부 감염, 자궁경부암, 자궁근종의 가능성을 이야기하고, 초음파 검사, 혈액검사 등을 통해 감별합니다.

몇 가지 점검을 먼저 해볼 수 있습니다.

1) 피임약을 복용 중인지?: 피임약 복용 시 호르몬 변화로 출혈이 있을 수 있음
2) 월경혈이 덩어리져 있는지?: 한의학에서의 어혈瘀血
3) 인식하지 못한 임신 후 자연유산이었는지?

그리고 여러 질환을 의심해 볼 수 있습니다.

1) 반점 모양의 출혈이 있는지?: 있다면 자궁경부나 자궁의 암, 혹은 용종을 의심

2) 하복부 통증: 골반염(서서히 느껴지는 통증, 발열, 질 분비물) 의심

3) 알코올 중독자 + 간 질환: 에스트로젠 과다 분비 의심

4) 피부 건조, 거칠거칠, 피곤하고 졸린 증상: 갑상선 기능 저하 의심

5) 발열: 감염 의심

6) 다른 신체 부위의 소량 출혈 자주 발생: 전신성 응고장애 의심

하지만 이런 경우가 아니면서 쉽게 낫지 않는 환자분들이 많습니다. 그때에는 몸 전체의 기능적인 문제의 원인을 찾아 침 치료, 뜸 치료, 한약 치료 등 한의학적인 치료를 하는 것이 효과적입니다.

한의학에서는 부정출혈을 붕루崩漏라고 부르고, 붕루는 한꺼번에 무너지듯이 쏟아지는 붕혈, 깔끔하게 끝나지 않고 비정기적으로 계속 똑똑 떨어지는 루혈로 나뉩니다.

원인은 여러 가지로 나뉘지만 임상적으로는 다음 몇 가지로 나눠 볼 수 있습니다.

1. 자궁 및 생식기계가 약해져서 수렴작용을 못 하는 경우(신기허, 腎氣虛)

비유하자면, 수도꼭지를 제대로 잠가 주지 못하는 상태입니다. 완경기 여성에게 많습니다.

2. 극심한 스트레스로 생리주기가 불규칙하면서 발생하는 경우(간울혈열, 肝鬱血熱/간신휴손, 肝腎虧損)

정말 만병의 근원이죠, 이놈의 스트레스…!

3. 소화기능의 부전으로 혈액을 잘 못 만들고 제어하지 못하는 경우(비기허, 脾氣虛)

의외로 이 원인도 많아요. 특히 마른 체형의 빈혈.

4. 혈액순환 장애로 인하여 소통이 원활치 못한 경우(어혈, 瘀血)

그전에도 생리통, 생리불순으로 고생하셨을 거예요~ 툭하면 멍들고!

앞에서 소개한 환자분은 새로 옮긴 회사에 적응하느라 눈치 보고 잠도 제대로 못 자면서 증상이 시작되었고, 다른 증상들을 고려했을 때 2번과 4번에 해당했습니다. 누구라도 크고 작은 스트레스를 받기 마련입니다. 우리는 보통 스트레스를 풀기 위해 영화를 보거나, 맛있는 음식을 먹거나, 친구들과 수다로 웃거나, 하루 종일 이불 속에서 잠을 자기도 합니다. 그런데 스트레스로 인해 생리가 시도 때도 없이 나오는 부정출혈, 붕루 증상이 있을 때는, 이런 방법보다는 몸을 실제로 움직이는 운동이 꼭 필요합니다.

본인이 좋아하는 운동이나, 반대로 한 번도 접해보지 않은 운동을 시작해 보세요. 한 번에 몰아서 하기보다는 조금씩 꾸준히 하는 것이 더 좋습니다. 몸을 약간 괴롭혀서 하나, 둘, 셋 숫자를 세면서 집중하거나 새로운 기술을 익히기 위해 동작을 반복하다 보면, 어느 순간 "아, 나 운동하는 동안 회사 생각 안 하고 있구나!" 하고 깨닫게 됩니다. 그리고 그 순간 "그러네, 계속 생각 안 해도 되는데 내가 괜히 묶여 있었네." 하고 받아들일 수 있습니다. 스트레스 감소와 함께 혈액순환을 도와 어혈 제거가 되는 일석이조의 효과도 있죠!

스트레스를 받아서 너무 힘들 때 바로
효과를 낼 수 있는 혈자리가 있습니다.
'단중'이라고 부르는 혈자리인데요, 양 유
두의 정 가운데, 흉골 뼈 위에 위치해 있
습니다. 이 부분을 지그시 눌러 문질러 주
세요. 실제로 한의원에서 자주 침 치료나
부항치료를 하는 혈자리이기도 한데요,
화병의 진단 부위이자 치료 부위로 꽉 막
힌 가슴에 창문을 열어주고 시원하게 해
줍니다.

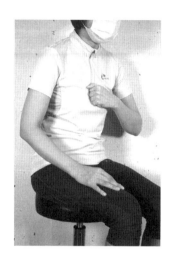

스트레스 날려버리고, 시도 때도 없이 나오는 생리가 아닌, 건강하고
정상적인 생리로 회복하세요!

생리가 안 나와요, 왜 이럴까요?
– 무월경, 늦어지는 월경

평소 어깨 통증과 두통으로 내원하던 25세 여성 환자분이 조심스럽게 상담을 원하셨습니다.

"원장님… 때가 되었는데 생리가 안 나와요…."

이야기를 자세히 들어보니 평소 생리 1주일 전 몸이 무겁고 배가 당기는 생리전 증후군Premenstrual Syndrome이 심하여 생리 시작 2일째엔 진통제를 복용하지 않으면 일상생활이 힘들고, 생리 기간도 7~10일 정도로 살짝 긴 편이라고 했습니다. 게다가 생리 끝나고 며칠 동안 컨디션이 좋지 않아 결론적으로 4주 중에서 3주를 생리 때문에 힘들었다고 합니다. 그러다가 최근 진급 시험 날이 생리 기간이라 피임약으로 조절했다가 3개월간 생리가 안 나오고 있다고 했습니다. 양방병원에서 다른 문제는 없다고 지켜보자고 했는데 너무 몸이 무겁고 걱정된다며, 컨디션이 반짝 좋은 일주일로 겨우겨우 버텨왔는데, 갑자기 생리가 안 나오니 온몸이 "젖은 솜"같이 무겁다고 호소했습니다.

무월경은 원발성과 속발성으로 나뉩니다. 원발성은 2차 성징이 없이 14세까지 초경이 없는 경우 혹은 16세까지 2차 성징은 있으나 초경이 없는 경우를 이야기합니다. 속발성은 6개월 이상 월경이 없거나 평소 월경 주기의 3배 이상 기간 동안 월경이 없는 경우를 말합니다.

질병은 자연적으로 낫는 경우도 있지만, 방치하다 때를 놓쳐 병을 기우는 경우도 있습니다. 특히 여성에게 무월경은 신체적인 부담을 넘어 정신적 스트레스를 가중시킵니다.

우선 임신 가능성을 체크해 보고요(아주 중요합니다!), 확실히 아니라면 양방 의학의 진단으로 호르몬 불균형과 병의 위치 등 원인을 점검하시는 것도 좋은 방법입니다. 한의학적 치료는 중추신경계 중 시상하부, 뇌하수체의 기능성 병변 및 정신적 인자와 관련된 무월경에 효과적입니다.

성인이 해부학적·기질적 문제가 없다면 크게 세 가지 타입으로 나눌 수 있습니다.

1) 보통 체격, 극심한 스트레스, 예민한 성격
2) 너무 마른 몸, 하루 종일 힘이 없어요. 잘 체해요.
3) 비만한 체격, 팔 허리 둔부의 비만한 체격

위 환자의 경우 3번에 해당했습니다. 언니와 둘이 사는데, 배달 음식에 재미를 붙여서 거의 매일 야식을 종류별로 시켜 먹다 보니 소화가 되지 않은 상태에서 잠을 자고, 아침에 늦게 일어나 허겁지겁 출근하고, 또 스트레스를 받는 악순환이 계속되었죠. 이 원인으로 생리전 증후군이 생겼고, 그러다가 피임약을 복용하면서 균형이 확 깨져버린 겁니다.

이럴 때는 급하게 생리를 나오게 하려고 조바심을 갖기보다는 체중 감량을 통해 몸과 마음의 균형을 찾아주는 것이 필요합니다.

1. 규칙적인 식습관

비슷한 시간에 적당한 식사량을 유지합니다. 무작정 굶는 방법은 단기간에 체중을 줄일 수 있지만 소화기를 더 힘들게 할 수 있습니다. 그렇게 참다가 폭식을 하면 몸에서는 언제 또 굶을지 모르니 먹은 음식을 다 저장하려고 합니다.

2. 탄수화물 줄이기

쌀, 밀가루 특히 면과 빵을 줄여야 체중을 줄일 수 있습니다. 떡만둣국을 먹으면서 남은 국물에 밥을 말아 먹고, 고기를 구워 먹든, 낙지볶음을 먹든 마지막에는 볶음밥으로 마무리하는 우리들의 습관을 바꿔야 합니다.

3. 운동 무리하지 말기

체중을 줄이려고 안 하던 운동을 갑자기 하다가, 본인이 원하는 체중에 도달하고 멈추면 당연히 감량 전 체중으로 돌아가는 요요현상이 옵니다. 재미있는 운동을 조금씩이라도 꾸준히 하는 것이 줄어든 체중을 유지하는 데 더 도움이 됩니다.

부드러운 한약차로는 진피차를 권해드립니다. 코팅하지 않은 무농약

귤의 껍질을 잘 말려두었다가, 저녁
에 하루를 정리하며 약 4g을 물
100~12cc에 30분 정도 우려
서 드세요. 우리 몸의 기운
을 가볍게 돌려주면서 노폐
물을 빼주는 데 도움이 됩니다.
자극적이지 않은 맛과 향기도
마음을 안정하는 데 도움을 줄
수 있어요.

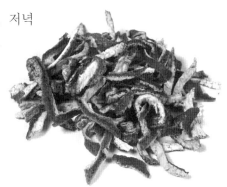

진피(귤껍질)

나의 냉 상태, 괜찮을까요?
– 질염, 자궁경관염, 골반염

한의원 상담용 카카오톡으로 장문의 문의가 왔습니다.

"질염 때문에 생리대를 할 때 외에는 매일 팬티라이너를 해야 합니다. 간지럽거나 아프지는 않은데 냉이 너무 많아요. 병원에 가서 치료받으면 잠깐 좋아졌다가 다시 나빠지고, 질 유산균도 먹는데 아무 도움이 안 되네요. 한의원에서 치료가 가능할까요?"

우리가 흔히 '냉'이라고 부르고, 한의학에서 '대하帶下'라고 이야기하는 질 분비물은 질염, 자궁경관염, 골반염 또는 자궁 내 종양이 원인이 되어 나타나는 것으로 여성 생식기 상태를 반영합니다.

우선 가장 쉽게 색깔로 구분을 해보면, 다음과 같이 의심해 볼 수 있습니다.

1) 투명한 색: 건강한 상태, 임신, 배란, 호르몬 불균형
2) 흰색: 건강한 상태 혹은 곰팡이 감염
3) 회색: 세균성 질염

4) 노란－녹색: 성교로 인한 감염

5) 분홍색: 자궁경부 출혈, 질의 자극, 착상혈

6) 붉은색: 월경, 자궁경부 감염 혹은 폴립(혹 모양의 작은 돌기), 자궁내
   막암, 자궁경부암

질염은 세균성 질증(40~50%), 칸디다 질염(20~25%), 트리코모나스 질염
(15~20%)의 세 가지 분류가 가장 흔합니다. 각각의 특징을 살펴보면, 세
균성 질증Bacterial vaginosis은 질 내 유산균 감소로 균형이 깨지면서 흰색 분비
물과 생선 비린내가 나타납니다. 칸디다 질염Vulvovaginal candidiasis의 경우 질
내 존재하던 곰팡이 균이 염증을 일으키면서 두꺼운 코티지 치즈 같은
분비물 양상을 보입니다. 마지막으로 트리코모나스 질염Trichomonal vaginitis은
노란－녹색 분비물과 함께 악취가 심하고, 거품이 보입니다.

정확한 치료를 위해서도 구분이 필요하지만, 특히 트리코모나스 질염
은 성관계를 통해 전염이 잘 되니, 반드시 성관계 파트너도 함께 검진을
받아야 합니다. 하지만 약 30%의 환자는 이에 해당하지 않고, 명확하게
진단을 받아도 일반적인 양방 치료에 효과가 없기도 해서 만성 질염으
로 고통 받기도 합니다.

한의학적으로는 소화기능이 떨어진 경우(비허형, 脾虛型), 비뇨생식기계
가 약해진 경우(신허형, 腎虛型), 그리고 체내 노폐물로 인한 염증성으로 나
타나는 경우(습열형, 濕熱型/습독형, 濕毒型)로 나눠 접근합니다. 이러한 분
류는 몸 전체 증상과 컨디션을 고려해서 냉을 치료한다는 의미입니다.

위에 카카오톡으로 문의해 온 환자분은 내원해서 문진해 보니, 평소

피로감을 많이 느끼고, 계속 졸리며 몇 개월 전부터 식사가 불규칙해지면서 식욕도 별로 없고, 얼굴이 누렇게 떠 보인다는 이야기를 주변으로부터 많이 들었다고 합니다. 냉은 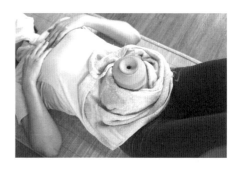 흰색으로 양이 많았고요. 이런 경우 비허형으로 볼 수 있습니다. 두 달간 소화기능을 도와주는 침 치료, 뜸 치료, 한약 치료를 병행하면서 냉은 물론 다른 증상도 좋아졌습니다.

예방을 위한 세 가지 주의 사항을 알려드리겠습니다.

1. 생리대 잘 고르기, 팬티라이너는 최소한만 사용하세요

세탁이 번거롭더라도 면 생리대를 사용하는 것이 좋고요, 불편하다면 유해물질로부터 안전한 생리대를 잘 검색하고 구매하셔야 해요. 그리고 팬티라이너는 배란일 전후, 생리 전후에만 잠깐 쓰고 계속 사용하지는 않아야 합니다. 팬티라이너 특성상 통풍이 잘되지 않아 염증을 더 심화시킬 수 있습니다.

2. 뒷물은 하루 한 번만, 외음부 세정 정도로 가볍게 하세요

자꾸 찝찝한 마음에 질 세척까지 하시는 분들이 간혹 있는데요, 이러한 습관이 질 내 정상 세균총을 망가뜨려 냉 대하를 악화시킬 수 있습니다. 외음부만 가볍게 씻어내고 샤워나 뒷물 후 외음부를 충분히 건조 시키고 속옷을 입는 것이 좋습니다. 세정제의 경우도 피부자극이 없는 제품으로 소량만 사용하세요.

3. 꽉 끼는 거들이나 타이즈 착용, 배꼽 이하로 보온이 되지 않는 옷은 피하세요

우리 몸은 혈액순환, 림프순환 등을 통해 온몸에 영양분을 전달하고 면역력을 유지하게 됩니다. 하복부를 꽉 조이는 옷과 속옷은 자궁을 비롯한 비뇨생식기계 전반의 순환을 떨어뜨려서 이상적인 건강 유지를 어렵게 합니다. 연구에 따르면, 대하증이 있는 환자들의 아랫배 온도를 측정했더니 정상인 사람들에 비해 온도가 낮았다고 합니다. 따라서 배꼽 아래를 차게 만드는 짧고 얇은 옷을 멀리하고 복부를 늘 따뜻하게 유지하는 것이 예방의 핵심입니다.

평소 다른 사람들보다 추위를 많이 타고 손발, 아랫배가 찬 경우, 소화기능이 떨어지는 경우, 혹은 치질이나 자궁하수, 하지정맥류 등을 갖고 있는 경우에는 질염을 비롯한 생식기계 염증이 잘 생길 수 있으며, 재발이 잘되고, 치료 역시 어려울 수 있으니 미리미리 예방하시길 권해 드립니다.

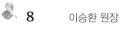

각종 자궁 질환,
이런 음식은 피하는 게 좋아요!

　여성의 몸에만 있는 자궁과 난소에는 듣기만 해도 무시무시한 질환들이 많이 있습니다. 그중 몇 가지 질환들을 최대한 쉽게 설명해 드릴게요.

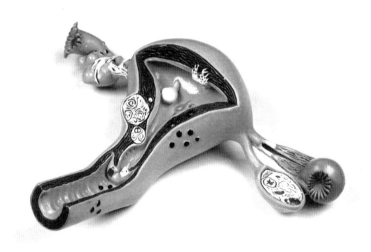

1. 다낭성 난소증후군 – 난소에 난포(난자로 나오기 전 상태)가 여러 개 커져 있는 증후군

　초음파상 난소가 커져 있고, 포도 알처럼 커진 난포도 12개 이상 관찰됩니다. 배란(난소에서 난자가 나오는 과정)이 잘 안되고, 월경을 띄엄띄엄하거나, 때가 아닌데 생리가 나오거나, 털이 많이 나는 다모증, 비만, 난임 등의 증상이 함께 나타납니다. 스트레스, 식욕부진, 체중감소가 주요 원인입니다.

2. 자궁내막증식증 – 자궁 안쪽이 뚱뚱해지는 질환

자궁의 안쪽 조직이 두꺼워지는 병입니다. 무배란, 비만, 당뇨, 다낭성 난소증후군, 부적절한 호르몬요법 등 여성호르몬(에스트로젠)의 지속적인 자극이 원인이 되고요, 월경과다 혹은 불순, 부정기적인 자궁출혈이 나타납니다.

3. 자궁근종 – 자궁에 생기는 혹 덩어리들

자궁에 발생하는 양성(암이 아닌) 종양입니다. 호르몬제, 40세 이상 연령, 가족력, 출산하지 않은 경우, 비만인 경우 더 위험하고요, 월경과다, 비정상 자궁출혈, 빈혈, 월경통, 골반통, 빈뇨 등의 증상이 나타납니다.

4. 자궁내막증 – 자궁조직이 엉뚱한 곳에 생기는 질환

자궁 안에 있어야 하는 자궁내막의 조직이 자궁 밖에 존재하는 것입니다. 월경혈이 역류하거나, 면역학 요인, 유전적 요인 등이 원인입니다. 생리통과 골반통, 난임, 대소변 이상, 혈뇨 등의 증상이 나타납니다.

이 외에도 자궁내막종(초콜릿 낭종), 자궁선근증, 자궁내막용종, 난소낭종 등 여러 가지 질환이 나타날 수 있습니다. 이러한 진단을 받으면 겁이 덜컥 나고, 수술해야 하나? 겁부터 나실 건데요.

이 중 흔히 나타나는 자궁근종을 예로 들면 다음과 같습니다.

1) 과도한 출혈로 인한 심한 빈혈
2) 심한 배뇨장애, 소변통, 배변장애
3) 극심한 허리통증 및 좌골신경통(다리가 저리는 증상)
4) 진통제가 전혀 듣지 않는 경우
5) 급격한 자궁근종 크기의 증가(평균 1년에 9% 크기가 커집니다.)

이상의 경우가 아니라면, 수술보다는 보존적인 치료를 우선합니다. 한의학 처방이 효과적인데요, 미국에서 산부인과 교과서로 많이 사용되는 《Berek & Novak's Gynecology》라는 책에 보면 다음과 같은 내용이 나옵니다.

"37명 여성의 자궁근종에 한약과 전신요법으로 치료하는 그룹과 다른 37명 여성의 자궁근종에 양약과 호르몬제로 치료한 그룹을 비교했다. 6개월 후, 초음파 검사에 따르면 대조군(양약과 호르몬제 치료 그룹)이 8%가 조절된 데 비해, 한약 치료를 받은 그룹은 59%의 경우에서 자궁근종의 성장이 멈추는 것으로 확인되었다. 증상이 두 그룹 모두 호전되었어도 한약 치료를 받은 경우 만족도가 더 높았다."

앞서 생리불순 관련 말씀드린 운동들과 한의원 치료(침, 뜸, 약침)가 건강한 자궁에 도움되는 것은 당연하고요, 평소 생활습관 중에서도 특히 식습관 개선이 필요합니다.

다음은 피해야 할 음식입니다.

1. 붉은살 육류의 과도한 섭취와 가공육(햄, 소시지 등)

여성호르몬(에스트로겐)이 생성을 자극하고, 혈중 콜레스테롤 수치를 높여 악영향을 줄 수 있습니다.

2. 잦은 음주, 차가운 음식(수박, 참외, 냉면, 아이스크림)

지속적인 음주가 자궁근종의 확률을 높인다는 연구 결과가 있습니다. 차가운 음식은 위장과 하복부 온도를 낮추고 자궁과 주변 조직의 혈류 순환을 방해할 수 있어요.

3. 석류

대부분의 야채와 과일의 섭취는 도움이 될 수 있어요. 하지만 특히 여성에게 좋다고 알려진 석류는 식물성 에스트로겐이 함유되어 있어 피하는 것이 좋습니다.

반대로 배변을 잘 도와주는 음식들은 복부 혈액순환을 돕고, 자궁 건강에도 도움이 됩니다. 신선한 야채와 과일, 견과류, 씨앗류 등을 골고루 조금씩 천천히 드시길 권해드립니다. 오늘부터 선상한 식습관으로, 자궁 질환 미리미리 예방하세요!

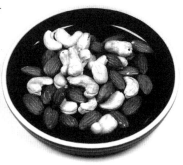

유방암을 예방하기 위한 좋은 습관

56세 여자 환자분이 내원한 이유에 다른 언급 없이 "뜸"이라고만 쓰셨습니다. 보자마자 '아, 유방암 수술 후에 오셨구나.'라는 생각이 들었습니다.

"우측 유방암을 늦게 발견해서 전절제하고, 그 뒤로 오른쪽 팔이 퉁퉁 부어요."

압박붕대로 칭칭 감고 온 팔을 보여주셨습니다. 몇 개월 전 내원하셨던 다른 유방암 환자 한 분이 환우 모임에서 효과를 톡톡히 봤다는 말씀을 하신 뒤로 비슷한 증상을 갖고 한의원을 찾으십니다.

림프부종이란 림프액의 이동에 불균형이 생겨 조직에 액체 단백질 등이 침착되어 발생하는 것으로 유방암 환자의 약 20%에서 나타납니다. 주로 유방암 수술을 받은 팔의 과도하거나 반복적인 사용 혹은 압력으로 인해 림프부종이 발견되는 경우가 많죠. 이럴 때 침, 뜸 치료를 통해 몸 전체의 순환을 도와주면 부종이라는 몸속의 노폐물을 해결할 수 있습니다.

"팔과 가슴이 붓는데 왜 배에 뜸을 떠요?" 가장 많이 받는 질문입니다. 복부에 뜸을 뜨면 내부 장기에 40도 전후의 온기가 전해지고, 열에 약한 암세포의 증식을 방해하는 역할 및 면역력 강화, 혈액순환 촉진, 진통 효과를 기대할 수 있습니다. 중완혈, 신궐혈, 관원혈이 가장 중요한 뜸 포인트이며, 주 1~2회 꾸준히 치료받는 것이 효과적입니다. 이는 유방암 수술 후유증이 치료에 도움이 될 뿐 아니라 평소 몸이 찬 분들의 암 발생 예방에도 도움이 됩니다.

2018년 국제암연구소Global Cancer Observatory에 따르면, 일본, 미국, 영국 여성에게 가장 많이 발생하는 암이 유방암이라고 합니다. 우리나라의 경우 갑상선암에 이어 2위로 발생률이 높으며 매년 가파르게 증가하는 추세를 보이고 있습니다.

아직 유방암이 발생하는 정확한 기전이 밝혀지지는 않았지만, 위험인자는 다음과 같습니다.

- 40대 이후
- 남자보다는 여자
- 유전적 소인이나 과거 병력이 있는 경우
- 초경이 너무 빠르거나, 완경(폐경)이 너무 늦은 경우
- 출산 경험이 없거나, 첫 출산을 늦게 한 경우, 적은 출산 횟수
- 구강 피임제 복용, 호르몬 대체요법, 스트레스, 음주, 체중증가(비만)

예방인자는 충분한 모유 수유와 규칙적인 운동(하루 30분 이상, 땀이 살짝 날 정도의 운동)을 꼽을 수 있죠. 예방과 함께 조기발견이 매우 중요합니다. 한국유방암학회는 30세 이후 매달 유방암 자가진단을 권하고 있습

니다. 정확한 유방의 상태를 확인하기 위해 비슷한 시기에 자가진단하는 것이 권장됩니다. 예를 들어 생리가 끝나고 몇 번째 되는 날로 정하거나(3~5일째 되는 날을 추천합니다.), 완경인 경우 매달 첫 번째 일요일 이런 식으로 정하는 거죠.

샤워하기 전에 거울 앞에 서서 본인 유방의 좌우 대칭 여부, 유두나 유방 피부의 이상 등을 관찰합니다. 양손을 올려서도 확인하시고요, 2, 3, 4번째 손가락을 이용해서 유방의 바깥쪽에서 시작하여(겨드랑이 쪽도 꼭 체크하세요.) 유두 쪽으로 시계방향을 그리며 천천히 만져보세요. 이 과정을 통해 이전과 다른 이물감이 있는지를 확인합니다. 말랑말랑하거나 윤곽이 확실한 경우는 크게 걱정하지 않으셔도 됩니다. 마지막으로 유두를 꼭 짜서 분비물이 나오는지도 확인하세요. 지난달과 비교해서 한 부위가 움푹 들어가거나, 불룩하게 튀어나온 부위가 있는 경우, 유두가 함몰된 경우, 유두에서 피가 섞인 분비물이 나오거나, 유방 전체가 귤껍질처럼 변하면 정밀진단을 받을 필요가 있습니다.

평소 유방암 예방에 도움이 되는 한약차 두 종류 소개해 드리겠습니다.

1. 황기黃芪차: 기허氣虛증
1) 얼굴이 누렇게 뜨고, 무기력하고, 소화가 잘되지 않는 경우
2) 땀 흘리고 난 뒤 쉽게 피로해지고, 몸이 잘 붓는 경우

2. 당귀當歸차: 혈허血虛증
1) 얼굴이 창백하고 어지럼증을 잘 호소하는 경우
2) 손발이 많이 차고 손발톱이 잘 갈라지고 잠을 깊이 못 자는 경우

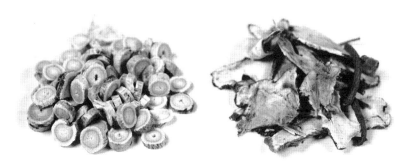

황기 - 기허증 / 당귀 - 혈허증

   4g의 약재를 100~150cc 물에 30분 정도 끓인 후에 하루 한 잔씩 마시면, 유방암 예방과 함께 다른 증상 개선에도 효과를 볼 수 있습니다. '어? 나는 기허증과 혈허증이 모두 있는 것 같은데?' 하시면 황기와 당귀 3g씩 총 6g으로 차를 만들어 복용하세요. 한 달 정도 차를 마셨는데도 위의 증상들이 좋아지지 않는 것 같을 때는 가까운 한의원에서 정확하게 진단받고 한약 처방을 받으셔야 호전과 예방을 기대할 수 있습니다.

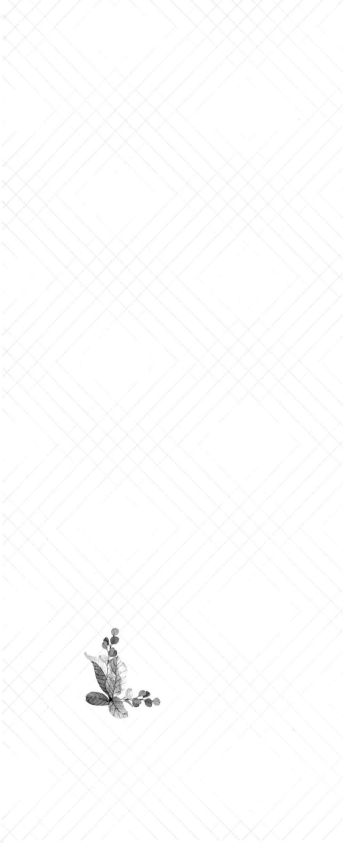

제2장

행복하지만
쉽지 않은,
임신과 출산

내 몸을 위한 안전한 피임 방법

"한약으로 지울 수 있나요?"

예전에 TV 드라마에서 봤다면서 조심스럽게 물어본 환자가 있었습니다. 결혼을 앞두고는 있지만 아직 임신하고 싶지는 않다고요. 저는 그런 경우라면, 예비 남편과 잘 상의해서 출산을 고려해 보면 좋겠다고 했습니다. 임신 중절의 경우 여성의 건강에 부정적인 영향을 줄 수 있고, 수술 후유증으로 향후 난임을 유발할 수도 있거든요. 한 달 뒤 내원한 환자분은 출산하기로 결정하고 그 뒤에 결혼식을 올리기로 했다고 하여 진심으로 축하해 드렸습니다.

하지만 이렇게 해피엔딩이 기대되는 상황보다 걱정스러운 경우가 훨씬 많습니다. 2019년 흔히 '사후피임약'이라고 부르는 응급 피임약을 처방 받은 약 98만 건의 연령 분포를 조사했습니다. 연령별로는 20대가 51.6%로 가장 많았고, 그 뒤로는 30대(26.8%), 40대(11.6%), 10대(9.3%) 순으로 많았습니다. 피임 없이 성관계한 이후 응급 피임약을 복용하는 경우 평균 피임률이 85%로 나타나고, 반복해서 사용할수록 피임 효과가 점점 떨어집니다.

응급피임약은 고용량의 호르몬으로 배란을 억제하거나, 착상을 방해하기 때문에 그에 따른 부작용이 나타날 수 있습니다. 부작용으로는 출혈뿐만 아니라 오심, 복통, 어지럼증, 무기력, 두통, 유방통 등의 부작용이 보고되고 있습니다. 부작용이 나타나는 사람 중 31%에서 출혈이 나타나는데, 문제는 이 출혈을 생리라고 착각하고 안심하다가 뒤늦게 임신을 확인하는 경우가 있다는 점입니다.

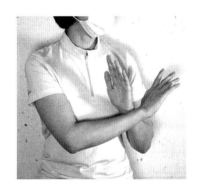

2015년 대학생을 대상으로 조사한 결과, 약 44.4%가 성경험이 있는 것으로 보고되었고, 임신을 확인하였을 때 임신중절을 선택하는 여학생의 경우는 94.4%였습니다. 또한 임신중절을 선택한 후 중절 시술로 인한 생식기 관련 합병증의 경험률은 17.5%로 나타났습니다. 이러한 문제를 사전에 막을 수 있는 피임 관련 교육이 좀 더 적절한 시기에, 효과적으로 이뤄질 필요가 있습니다. 실제로 타 과에 비해 성 관련 지식이 높은 보건계열 대학생들의 경우, 성적 자기주장 점수가 높았고 피임 실천율이 높았던 것을 확인할 수 있습니다.

여러 가지 피임 방법이 있지만, 권하고 싶지 않은 방법은 월경주기조절법과 질외사정입니다. 월경주기조절법은 배란이 되는 날짜를 계산하여 배란일 전후 5~6일을 임신가능기간으로 보고, 그때만 성관계를 피하는 방법입니다. 생리 주기가 일정하지 않거나 배란이 불규칙한 경우도 있어 일반실패율이 24%에 달합니다(실패율 1위).

그리고 성관계를 하다가 사정 직전에 관계를 멈추고 질 외에 사정하는 방법을 질외사정법이라고 합니다. 사정 전 윤활 작용을 도와주는 쿠퍼액에도 정자가 들어있고, 사정의 정확한 타이밍을 놓치는 경우도 있어 일반실패율이 22%나 됩니다(실패율 2위).

성관계는 서로의 사랑을 확인하고, 오르가슴을 느껴 몸과 마음의 만족과 절정 끝에 찾아오는 안정감과 이완을 충분히 느끼는 긍정적인 효과를 기대할 수 있습니다. 그런데 사정 직전 갑자기 성관계를 멈추는 행위는 여성의 성관계 만족감을 방해할 수 있습니다. 한의학에서는 말하는 기운이 잘 소통하지 못하고 멈춰버리는 증상인 기울氣鬱을 유발할 수 있는 거죠. 기울증이 심해지면, 우울감을 넘어서 두통, 가슴 답답한 증상, 구토와 트림 등의 소화 장애를 야기할 수 있습니다. 별생각 없이 질외사정법을 선택했다면, 남성의 성적 만족에는 큰 영향이 없을 수 있지만, 피임률도 낮을 뿐 아니라 여성을 위한 배려와 관심이 너무 부족하다고 볼 수 있습니다.

다른 피임 방법으로는 성관계 전에 호르몬제를 복용하거나, 호르몬 주사제, 자궁에 호르몬 장치를 삽입하는 방법(IUD, 미레나), 피임 패치를 부착하는 방법 등이 있습니다. 실패율이 상대적으로 낮다는 장점이 있으나, 반복될 경우 생리불순, 자궁 및 난소의 기능 이상, 난임 등의 부작용을 겪을 수 있습니다.

가장 쉬우면서도 효과적인 피임법은 바로 콘돔입니다. 일부 남성들의 경우 성관계 만족도가 떨어진다는 이유로 콘돔을 기피하고, 다른 방법을 원하는 경우가 있습니다. 여성의 건강보다, 예상치 못한 임신에 따른 책임과 스트레스보다, 본인의 기분만 우선시하는 아주 이기적인 태도가 아닐까요?

올바른 콘돔 사용법은 다음과 같습니다. 의외로 콘돔 피임법의 일반 실패율이 18%나 되는데요, 이는 사용방법을 제대로 알지 못하기 때문입니다.

1) 정식으로 유통되는 콘돔을 구매하고, 유통기한을 반드시 확인합니다.
2) 포장지를 열거나 착용할 때 손톱에 의해 콘돔이 손상되지 않도록 주의합니다.
3) 콘돔의 끝쪽에 볼록하게 나와 있는 부분을 착용 전에 살짝 비틀어서 공기를 완전히 제거하고 착용합니다. 그렇지 않을 경우 성관계 도중 찢어지거나 샐 수 있습니다.
4) 성관계를 하다가 중간에 콘돔을 착용하는 것이 아니라, 성관계 시작 전 발기된 상태의 음경에 정확하게 착용하고, 사정 후에는 연속 사용하지 않고, 조심스럽게 콘돔을 제거합니다.
5) 더 확실한 피임 효과를 위해 2장을 겹쳐서 착용하는 것은 오히려 마찰에 의해 파손될 확률이 높아집니다.

이론상으로 낙태를 할 수 있는 한약 처방은 있지만 수술보다 효과적이지 않겠죠. 실제로 그런 처방을 사용한 적도 없고, 앞으로도 사용하지 않을 겁니다. 그 대신 이렇게 내 몸을 위한 안전한 피임법을 알려드리기 위해 앞으로도 부지런히 노력하겠습니다.

남녀가 서로 사랑하는 만큼, 원치 않는 임신을 건강하고 효과적으로 막을 수 있는 피임법에 대해 미리 잘 알고, 준비하고, 바르게 실천하는 것이 정말 중요합니다.

건강하게 임신 준비하기
- 사랑이 먼저예요!

처음 한의원에 들어와서부터 주저주저하는 모습을 보이던 H(39세, 남) 씨는 접수증에 현재 불편한 점을 "허리통증"이라고만 썼습니다. 하지만 원장실에 들어와서는 다른 이야기를 시작했죠.

"원장님, 제가 3주 전부터 발기부전이 생겼습니다."

"그럴만한 계기가 있었나요?"

"아내와 임신 준비를 하고 있는데 의무감에 성관계를 갖다 보니 사정이 잘 안되고, 아내에게도 민망합니다. 저는 지금까지 살면서 제가 계획하고 노력하면 다 이뤄진다고 생각했는데, 1년 넘게 아이가 생기지 않으니 조급해집니다. 답답한 마음에 검사란 검사는 다 해봤는데 아내와 저 둘 다 아무 문제가 없다고 하네요."

임신이 안 된다는 부정적인 뜻을 담고 있는 '불임'이라는 단어 대신 최근에는 임신이 어려운 상태를 뜻하는 '난임'이라는 단어를 많이 쓰고 있습니다. 여성의 문제일 가능성이 37~50%, 남성이 원인일 경우는 8~25%, 부부 공통의 문제일 가능성은 18~35%에 해당한다고 알려져 있지만 원인을 찾을 수 없는 경우가 약 28%에 해당합니다.

여성은 다음과 같은 경우 임신의 예후가 좋습니다.

1) 30세 미만: 점점 결혼이 늦어지면서 이 항목은 참 어려워졌습니다.

2) 과거 임신 경험: 계속 난인인 경우보다는 임신 경험이 있는 여성이 예후가 좋습니다.

3) 난임 기간 3년 미만: 난임 기간이 짧을수록 임신의 가능성이 올라갑니다.

4) 배란 6일 전부터 성교 시작(배란 전 2일이 특히 중요): 여성의 자궁 안에서 난자는 12시간에서 24시간, 정자는 3일에서 길게는 7일 정도 생존합니다. 둘이 만나는 타이밍을 맞추기가 쉽지 않습니다.

5) 정상체중: BMI[몸무게(kg) / 키(m)의 제곱] 18.5~25를 정상으로 봅니다(서양에서는 30까지 정상). 너무 말라도, 너무 체중이 많이 나가도 임신에 지장을 줄 수 있습니다.

6) 비흡연: 흡연은 만병의 원인입니다.

7) 하루 커피 두 잔 미만: 세 잔 이상 마시는 습관은 임신에 부정적 영향을 미칩니다.

남성의 경우도 정자가 형성되고 성숙되어 사정되는 데 약 74일 정도의 시간이 걸립니다. 그렇기 때문에 임신을 위해 성관계를 하기 직전 며칠 동안만 술, 담배를 참는 것은 의미가 없습니다. 오늘 사정된 정자는 74일 전에 이미 만들어졌으니까요. 그래서 건강한 임신을 위해 남성 역시 최소 2~3개월 전부터 규칙적인 식습관과 운동, 금연, 금주로 몸과 마음을 건강히 만들고 유지할 필요가 있습니다.

난임 기간이 길어지면, 심리적인 압박과 스트레스가 상당히 심해집니다. 개인적인 측면에서 슬픔(상실, 우울감, 자책감, 좌절감, 소외감, 서러움, 자기비하)과 불안(집착, 초조, 긴장, 분노, 답답함)이 나 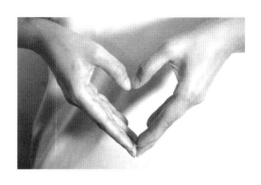 타날 수 있고, 사회적인 측면에서는 남편과 시댁을 향한 양가감정(죄책감과 분노), 사회와 지인에게는 피해의식, 고립감, 위축감과 함께 스트레스로부터의 회피 욕구 등 다양한 증상을 보일 수 있어요. 그래서 무엇보다 부부간의 많은 대화와 이해, 존중이 필요합니다.

"아내가 성관계도 거부하는데 저는 그럴수록 더 어떻게 해야 할지 모르겠고, 화가 납니다."

"혹시 아내분이 임신을 위한 도구로 느끼도록 대하고 계시진 않나요?"

"네…?"

환자분은 한동안 말이 없었습니다.

"그렇게 생각해 보지 않았는데, 그럴 수도 있겠네요."

"환자분을 위한 침 치료와 한약 처방을 해드리면, 분명 도움이 되실 겁니다. 그와 함께 아내분과 진솔한 이야기를 나눠보세요. 초대할 새로운 생명도 소중하고 귀하지만, 아내분과의 사랑이 우선이지 않을까요?"

그다음 날 내원하셔서는 어젯밤 아내에게 미안한 마음을 전하고 이야기를 나누다가 한참을 끌어안고 울었다고 합니다. 약 두 달간의 한약 복용과 침 치료, 뜸 치료로 발기부전은 깔끔하게 나아졌고요. 6개월 뒤 H 씨가 롤 케이크 두 개를 사 들고 내원하셨습니다.

"원장님, 아내가 임신 3개월째입니다. 치료와 조언 덕분에 아내와 관계도 좋아지고, 저도 마음을 편하게 먹게 되었어요. 정말 감사드립니다!"

난임 부부가 늘면서 인공수정이나 체외수정을 바로 시도하는 분들도 많아지고 있습니다. 이때에도 한의약 치료를 병행했을 경우 성공률이 높아집니다. 무엇보다 중요한 것은 어떤 방법을 선택하든 그에 앞서 부부간의 사랑과 신뢰가 우선이라는 점입니다.

매달 시험 결과 기다리듯 기다리다가, 생리가 조금이라도 늦어지면 '드디어!'라고 기대하고, 생리혈이 비치면 '휴…' 실망하기를 반복하고 있는,

배란테스트기, 임신테스트기, 생리대 등을 많이 사 놓았다가 '임신되면 필요 없어질 텐데…' 싶어서 조금씩만 사고 있는,

모든 난임 부부들을 열렬히 응원합니다.

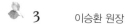

입덧 두려워하지 마세요

한의사 면허증을 발급 받은 한의사들은 군 복무 대신 '공중보건의'로 도서산간 지역의 보건소, 보건지소에서 만 3년 동안 근무를 할 수 있습니다. 저는 강원도 양구군에서 공중보건의 생활을 했었는데요, 넉넉한 인심을 가진 동네 분들과의 추억은 지금도 마음속에 남아 있습니다.

무더운 여름이었던 어느 날 40대 남자분이 급하게 저를 찾았습니다. 아내가 임신 중인데 입덧이 너무 심해서 아무것도 먹지를 못한다며, 좋아질 수 있는 방법이 없는지 물었습니다.

임산부가 임신 중 겪는 가장 대표적인 고통을 꼽으라면 단연 '입덧'일 것입니다. 심한 경우 '임신 과다 구토(하루 3회 이상의 구토, 탈수, 체중감소, 칼륨 부족 등의 합병증 동반)'로 악화되기도 하고, 그렇지 않더라도 산모는 상당한 불편감을 느낍니다. 게다가 태아를 위해 약을 쉽사리 복용하지 못하고, 무작정 참는 경우가 많아서 더 힘든 시간을 보내게 됩니다.

입덧 시작 시기는 언제부터일까요?

1) 평균적으로 임신부는 6주차가 되면 메스꺼운 증상을 호소하기 시

작합니다.

2) 그리고 임신 13~14주차가 되면 가라앉기 시작하죠.

3) 약 90%의 임산부가 입덧을 경험하고,

4) 그중 절반은 실제로 구토하기도 합니다.

5) 임신 8~9주차에 가장 증상이 심합니다.

(＊ 통계에 따른 내용으로 사람마다 차이가 있을 수 있습니다.)

여기서 놀라운 반전 이야기 하나! 한 연구에 의하면 입덧을 경험하지 않은 여성의 임신 초기 유산 확률이 30%인 반면, 입덧을 경험한 여성은 8%에 불과하다는 내용이 있습니다. 그러니 입덧은 아주 '정상적이면서도 안전한' 임신의 한 증거일 수 있습니다. 그러니 입덧을 너무 미워하지 마세요.

하지만 일상생활에 지장을 초래하면 완화할 방법을 찾아야죠…!

1. 식이조절

태아를 위해 임신 전보다 식사량을 급격히 늘리거나 안 먹던 보양식을 많이 먹고 있다면 식사부터 조절해야 합니다. 한번에 먹는 식사량을 줄이고요, 조금씩 나눠서 드세요. 기름지거나 자극적인 음식, 너무 찬 음식도 피할 필요가 있어요. 가급적 담백하고 부드러우면서 따뜻한 음식을 천천히 드세요.

2. 내관혈 지압

'입덧완화밴드'라고 불리는 제품으로도 나와 있는데요, 지압을 잘 해

주시면 같은 효과를 낼 수 있습니다. 손목 안쪽 주름에서 손가락 3개 굵기만큼 아래(한의학에서는 2촌이라고 합니다. 약 3~4cm) 정 가운데 있는 혈자리인데요, 스트레스를 완화하고 마음을 안정시켜 입

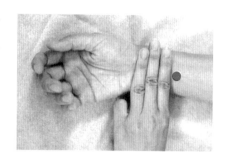

덧을 줄여주는 데 효과적입니다. 수시로 꾹꾹 자극해 주세요.

3. 한약 복용

입덧 완화에 효과적이면서 안전한 처방들이 많이 있습니다. 임산부와 태아에게 안전한 한약재들을 잘 선별한다면, 입덧은 물론 컨디션 회복에도 도움이 될 수 있어요. 반드시 한의사의 진단을 통해 환자분의 체질과 증상에 맞는 정확한 한약을 처방받으세요! 짧은 시간에 좋은 효과를 기대할 수 있습니다.

앞에서 소개한 임산부는 침 치료를 한 번도 받아본 적이 없어서 한의약 치료를 많이 두려워했습니다. 그래서 귀에 놓는 이침을 내관혈에 붙여주고, 생각날 때마다 자극을 하라고 이야기했습니다. 3일 뒤에 점심 식사 하러 간 식당에서 마주친 남편분이 함박웃음을 지으며 아내가 이제 밥을 먹기 시작했다고 정말 고맙다며 계속 감사 인사를 해줬습니다. 저도 작은 이침으로 그 부부와 미래의 아기에게 도움을 줄 수 있어 기뻤습니다.

당황하지 마세요
– 임신 중 통증, 감기 대처하기

"다른 병원에서는 임신했으니 당연히 아픈 거라면서 치료해 줄 수 없다고 합니다."

41세 산모 한 분이 거의 울면서 말씀하셨습니다. 허리 통증이 너무 심한데, 산부인과도 정형외과도 특별히 해줄 수 있는 치료가 없다고 하니 답답한 마음에 검색하다가 한의원을 찾아오신 거죠.

임신 중 요통은 산모의 약 50%가 경험하고, 특히 직장에서 임신 중 병가의 사유 10%가 임신 요통이라고 하니 얼마나 많은 분들이 고생하시는지 알 수 있습니다. 사람에 따라서 요통이 나타나는 시기는 다르지만 대개 임신 3개월 차에 시작되어 7개월 경 태아가 커지면서 가장 많이 호소하게 됩니다.

요통의 원인을 살펴보면 다음과 같습니다.

1. 요추전만(앞으로 기울어짐)

태아가 성장하면서 허리뼈가 복부 쪽에서 압력을 받고, 이로 인해 허리 주변의 근육에 무리가 옵니다. 척추 사이 추간판(디스크)은 꽉 눌리게 되죠.

2. 호르몬의 영향

출산이 임박해 오면 에스트로젠, 릴랙신 등의 호르몬에 의해 골반 인대가 이완됩니다. 불안정해진 구조로 허리에는 통증이 심해질 수 있어요.

3. 운동 부족으로 인한 근력 부족

날이 갈수록 몸을 가누기 힘들어지면 운동량이 자연스럽게 줄게 되고, 근육의 감소와 탄력도 부족으로 이어져 몸이 점점 힘들어집니다.

4. 체중 증가

무럭무럭 크는 태아와 함께 늘어난 체중을 가장 많이 지탱하는 허리는 그 부담이 점점 커질 수밖에 없습니다.

5. 기존 척추 질환의 악화

임신 전부터 직장생활이나 잘못된 생활습관으로 척추 질환(요추 추간판 탈출증, 좌골신경통 등)을 갖고 있는 경우 위의 원인들로 증폭되어 증상이 심해질 수 있습니다.

6. 골반 혈류 감소

자궁이 커지면서 하대정맥을 압박하고 이로 인해 골반 혈액순환을 악화시켜 요통을 만듭니다.

7. 태동, 태루

임신 중 출혈에 복통이 심하게 나타나고, 꼬리뼈까지 통증이 있으면 태아에게 좋지 않은 신호일 수 있습니다. 꼭 신경 쓰셔야 합니다.

위의 환자분은 불안한 마음이 들 수 있는 물리치료와 전침자극을 제외하고, 침 치료와 부항치료 5회로 많이 편해지셨다고 좋아하셨습니다. 조금 더 일찍 오셨다면 덜 힘드셨을 텐데 안타까웠습니다. 게다가 임신 기간 동안의 침, 부항 등은 건강보험에서 90% 지원을 해주고 있으니 경제적 부담도 별로 없습니다. 해외 논문에서도 한의치료의 안전성과 효과를 인정하고 있습니다. 그럼에도 침이 너무 무섭거나 걱정이 되신다면 귀에 스티커로 된 침을 붙이는 이침 치료도 도움이 될 수 있습니다.

임신 중에는 허리 통증뿐 아니라, 고관절, 무릎, 발목, 등 부위에 담 결리는(근육 뭉치는) 증상이나 어깨, 팔꿈치, 손목, 뒷목 부위 통증 등 여러 부위의 근골격계 증상이 나타날 수 있습니다. 교통사고로 오신 산모의 경우도 있었는데요, 진통제나 X-ray가 많이 꺼려지는 상황인지라 양방병원에서의 치료보다는 한의원을 더 선호하셨습니다. 이런 경우 한약 처방, 침, 부항치료, 그리고 가벼운 추나치료(경근 추나)로 증상의 호전을 기대할 수 있습니다.

임신 중 요통 그리고 여러 근골격계 통증과 더불어 많이들 겪는 불편 감으로 감기 증상이 있습니다. 임신 중에는 면역력이 떨어지면서 감기를 자주 앓을 수 있는데, 양약을 먹기 꺼려져서 그냥 참는 산모분들이 많으십니다. 하지만 걱정하지 않으셔도 됩니다. 동의보감에는 임산부

감기 처방만 해도 수십 가지 종류에, 임산부에게 쓰지 말아야 할 한약재와 임산부에게 쓰도록 권하는 한약재가 세밀하게 분류되어 있습니다.

감기가 살살 올랑~ 말랑~ 한다 싶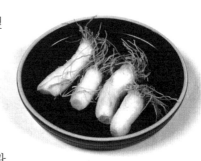
을 때, 집에서 간단히 만들어 드실
수 있는 약차를 소개해 드리겠습니
다. 음식 할 때 파의 흰 뿌리 부위
는 잘 안 쓰고 버리는 경우가 많으
시죠? 이걸 잘 모아서 냉동실에 보관
해두세요. 파의 흰 뿌리는 우리 몸을 살짝 따뜻하게 해주고, 감기를 날려주는 '총백'이라는 이름의 좋은 약재입니다. 총백 10개, 생강 2쪽을 물 300㏄에 넣고 30분 정도 약한 불에 달여 주세요. 이름하여 '총백탕'입니다. 하루 3회 100㏄씩 천천히 복용하시면 약한 감기는 금방 날려버리실 수 있을 거예요.

산모와 태아 모두 근육통도 감기도 없이 건강하길 응원합니다, 퐈이팅!

순풍순풍 덜 힘들게 출산하기

출산을 앞둔 산모들, 특히 초산의 경우 출산에 대한 공포를 많이 호소하십니다. 인류가 직립보행을 하면서 골반이 작아지고 산도가 좁아졌고, 다른 동물들과 비교해서 출산은 더 힘들어졌죠. 그래서 '인간이 겪는 최고의 고통'이라고까지 표현을 합니다. 일부 산모의 경우 출산 중 사망에까지 이를 수 있고, 이 과정에서 아기도 위험해질 수 있습니다. 하지만 위생 개념을 비롯한 의학의 발달과 약물, 제왕절개술 등은 산모와 영아의 사망률을 낮췄습니다.

제왕절개가 꼭 필요한 경우는 다음과 같습니다.

1) 산모가 이전에 제왕절개 혹은 자궁근종 절제술 등의 자궁 수술 병력이 있을 때
2) 태반이 자궁 경관Internal os을 일부 또는 완전히 덮고 있는 경우(전치태반)
3) 산모가 생식기 헤르페스 감염이나 후천성 면역결핍증에 걸렸을 때
4) 태아 위치가 엉덩이가 아래로 향해 있거나(둔위) 옆으로 누워 있을 (횡위) 때

5) 임신 중 산모의 당뇨로 거대아가 의심되는 경우

6) 태아곤란증 등의 응급상황일 때

7) 태아에게 심한 뇌수종이나 골절이 일어나기 쉬운 근골격계 질환 등이 있을 때

위와 같은 경우는 전체 출산의 5~15%에 해당한다고 보고되고 있으나, 우리나라는 35% 정도로 제왕절개 비율이 상당히 높은 편입니다. 의학적으로 필요하지 않은 과잉인 경우가 꽤 많다고 볼 수 있어요.

질식분만(자연분만)이 제왕절개술보다 산모와 아이에게 좋은 점이 많습니다.

1. 제왕절개보다 출혈량이 적고, 회복이 빨리 됩니다

제왕절개술은 정상 자연분만에 비해 출산과정에서 2배 이상의 출혈이 있습니다. 또한 제왕절개 후 약 1개월은 움직임에 많은 제약이 따르는데, 자연분만을 하면 산후에 좀 더 빨리 움직일 수 있고, 방광 기능의 빠른 회복을 통해 붓기를 빨리 빼줍니다.

2. 마취로 인한 문제가 적고, 병원 입원 기간이 줄어듭니다

자연분만은 마취하지 않거나, 하더라도 국소 마취를 하는 데 비해 제왕절개술은 전신 마취나 척수 마취 혹은 경막 외 마취를 하기 때문에 위험도가 상대적으로 큰 편입니다. 그렇기 때문에 출산 과정과 그 후 의학적 조치가 덜 필요해서 자연분만의 병원 입원 기간이 더 짧고, 경제적입니다.

3. 산욕기(분만~6주까지) 감염과 부작용의 위험이 적습니다

복부를 절개하여 수술하는 제왕절개술은 감염의 위험이 높습니다. 출혈 외에도 산욕기 감염, 혈전증, 폐혈전증, 양수색전증, 비뇨기계 손상 등이 가능성이 제왕절개술보다 자연분만에서 훨씬 적습니다. 그리고 첫 아이를 제왕절개로 낳을 경우 둘째 아이를 임신했을 때 임신중독증에 걸릴 위험도가 높아집니다.

4. 아기와의 관계도 일찍 시작됩니다

분만 직후 모유 수유를 하면 아기와 산모에게 심리적인 안정감을 주고, 이후의 모유 수유를 안정적으로 지속할 수 있습니다. 이 과정을 통해 산후 우울증에 빠질 확률까지 낮아진다고 해요. 상대적으로 제왕 절개한 산모는 움직임이 불편해서 수유가 쉽지 않을 수 있어요.

5. 아기가 더 건강해집니다

연구 결과에 따르면 산도를 통해 나온 아이가 제왕절개로 나온 아이보다 면역력이 강해서 알레르기성 비염, 아토피성 피부염의 확률이 낮아지고, 움직임도 활발하다고 합니다. 또한 피부의 자극을 통해 뇌 중추에 긍정적인 영향을 주고, 뇌기능을 활성화시킵니다.

자, 두려움에도 불구하고 장점이 이렇게 많다고 하니, 자연분만의 의지가 생기셨나요? 산모를 위한 요가와 스트레칭이 순산에 많은 도움이 되고, 한의학의 여러 가지 처방들이 든든한 조력자가 될 수 있습니다. 그중 가장 유명한 처방이 달생산達生散인데요, '생명 탄생 도달에 도움을 주는 약'이라는 뜻입니다. 정상 분만 예정인 임산부 41명에게 출산 2주

전부터 달생산을 복용시킨 결과, 달생산을 복용하지 않은 산모들의 평균 분만시간(451분)보다 40% 단축된 분만시간(263분)을 보였다고 합니다.

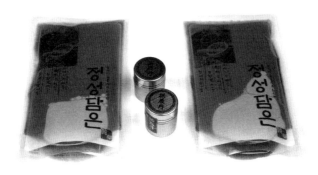

이 외에도 환자분 몸에 맞춰서 처방할 수 있는 불수산佛手散, 단녹용탕單鹿茸湯 등이 있으니 한의사의 진단과 처방을 미리 받아 준비해 두세요. 분만의 시간과 노력을 확 줄여줄 뿐 아니라, 오로(출산으로 발생한 자궁 내 노폐물)의 배출을 돕고, 기력회복을 촉진합니다. 특히 본인 체력이 약하다고 생각되거나, 난산의 경험이 있는 경우, 고령의 초산 혹은 다른 질환이 있는 환자분의 경우 꼭 필요합니다.

모든 산모분들, 순풍순풍 순산하세요!

산후조리와 출산 후 운동

'산후조리'란 출산 후 약해진 몸과 마음이 임신 전 건강했던 상태로 회복되도록 돕는 활동입니다.

"내가 아들 낳고 무리를 해서 그때부터 무릎이 아파."
"그게 언제인데요?"
"35년 전!"

이처럼 산후조리를 적절하게 하지 못해 오랫동안 고생하는 분들을 주변에서 심심치 않게 찾을 수 있습니다. 다른 변수가 함께 작용했겠지만, 그만큼 산후조리는 노년기 여성 건강에도 영향을 줄 수 있습니다.

"몸이 근질근질합니다. 도대체 운동은 언제부터 해도 되나요?"

워낙 운동을 좋아하셨던 J 씨(35세)는 출산하고 한 달 만에 내원하셔서 물으셨습니다. 다음 주부터 다시 출근한다고요. 출산 후 육아에 전념하는 분들도 많지만, 회사로 빨리 복귀하는 분들도 많아졌습니다. 운동은 산후 회복에 도움이 될 수 있지만 너무 무리하지 않는 것 또한 중요하죠. 산후조리에 도움이 되는 운동을 단계별로, 그리고 자연분만과 제왕절개를 구분하여 말씀드리겠습니다.

1. 가벼운 산책과 스트레칭

가벼운 산책은 운동 전후 준비와 마무리 운동으로 좋습니다. 자연분만, 제왕절개의 경우 모두 걷는 것이 가능할 때 바로 시작해 주세요. 다른 운동을 시작할 준비가 되지 않은 상태에서 천천히 몸을 풀어주기 위해 아주 좋은 움직임입니다. 요가처럼 천천히 근육을 이완시켜 주는 운동은 자연분만의 경우 2주 후부터, 제왕절개의 경우 6주 후부터 시작하세요.

2. 근력 운동

가장 편하게 할 수 있는 케겔 운동(앞에 갱년기 편에 자세히 설명되어 있습니다. 25페이지)은 자연분만, 제왕절개 모두 출산 당일부터 해주세요. 복부와 팔다리의 가벼운 근력 운동(베개처럼 가벼운 물건으로 시작하세요!)은 자연분만의 경우 2주 후부터, 제왕절개의 경우 6주 후부터 시행해 주시면 됩니다.

3. 유산소 운동

몸이 조금 더 회복된 상태(자연분만 3~4주 후, 제왕절개 10~12주 후)부터는 가벼운 조깅이 가능합니다. 조깅보다는 조금 강도가 있는 계단걷기와 같은 저강도 유산소 운동은 자연분만은 6주 후, 제왕절개는 8~12주 후부터 시행해 주는 것이 좋고요, 조금 더 고강도에 해당하는 5km 러닝은 자연분만은 6~8주, 제왕절개는 12~16주 후 시행해 주시면 됩니다. 다만, 자전거 타기의 경우 회음부 절개가 회복된 정도에 따라 달라지니 의료진과 상담하시길 권해드립니다!

운동과 함께 산후조리에서 가장 중요한 부분은 늘어난 자궁을 수축시키고, 오로(자궁 내 노폐물)를 잘 배출해서 탄력 있고, 건강한 자궁으로 되돌려주는 데 있습니다. 어혈을 제거해 주는 탕약과 침, 뜸, 약침 치료가 자궁 회복에 많은 도움이 될 수 있습니다. 또한, 출산 과정에서 틀어진 골반을 바로잡아 주는 과정이 필요한데요, 근육을 풀어주는 경근 추나와 허리뼈(요추)와 골반뼈, 고관절을 잡아주는 정골 추나가 효과적입니다. 단, 어혈이 충분히 제거되고 몸이 어느 정도 회복된 상태에서 추나 치료를 받아야 하니 치료 전 한의사 선생님과 충분히 상의해 주세요!

집에서 할 수 있는 간단한 스트레칭을 알려드릴게요. 집에서 하나씩 부드럽게 시도해보세요~ 체형 교정뿐 아니라 부종 감소, 체중 조절에도 도움이 되실 겁니다. 산모가 건강해야 아이도 가족도 더 행복해질 수 있어요!

1. 브릿지 운동

1) 천장을 보고 누운 자세에서 양팔을 펴서 손바닥을 바닥에 대고, 무릎은 세웁니다.
2) 숨을 내쉬면서 아랫배 힘을 주며 골반을 들어 올립니다(5~10초 유지).
3) 숨을 들이마시면서 척추뼈를 한마디씩 내려놓는 느낌으로 등뼈, 허리뼈, 골반뼈 순으로 내려옵니다.

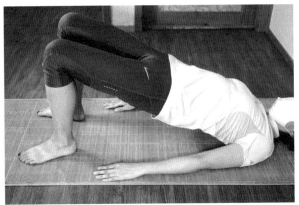

브릿지 운동 자세

2. 이상근 스트레칭

1) 스트레칭하려는 다리를 굽혀서 다른 쪽 무릎 위에 올립니다.

2) 양손을 굽히지 않은 무릎 아래를 잡고 몸쪽으로 끌어당깁니다.

3) 다리를 굽힌 쪽 엉덩이 근육이 스트레칭 되는 느낌이 들면 10초간 유지합니다. 반대쪽도 같은 방법으로 해줍니다.

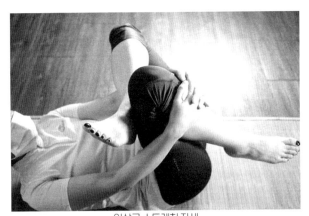

이상근 스트레칭 자세

나와 아이 모두를 위한 건강한 모유 수유

출산 후 3개월 만에 직장 생활에 복귀한 환자분에게 물었습니다.

"육아와 사회생활 중 뭐가 더 힘든가요?"

"··· 육아요."

너무너무 예쁜 아기이지만 잠시도 긴장을 늦출 수 없는 육아보다는, 잠깐이라도 커피 한잔 할 수 있는 회사가 덜 힘들다고 느끼시나 봅니다. 많은 분들이 회사 복귀와 함께 자의 반 타의 반으로 모유 수유를 중단합니다. 간혹 회사 복귀 후에도 모유 수유를 지속적으로 하는 경우에도 줄어드는 모유로 많은 스트레스를 받게 됩니다.

모유 수유의 장점은 너무 많아 헤아리기 어려울 정도입니다. 산모와 아이 사이에 애착을 형성하고 정서적 안정감을 갖게 해주며, 인공 분유에는 없는 면역성분$_{IgA}$을 제공해 주고, 우유에 비해 단백질과 칼슘의 흡수율이 높습니다. 이뿐만 아니라 산모의 자궁 수축을 촉진해서 자궁의 빠른 회복을 돕고, 자연 피임의 효과를 보이며, 자궁내막증 완화, 자궁암, 난소암, 유방암 예방 효과가 알려져 있습니다. 그래서 WHO는 영아의 적절한 성장, 발달 및 건강을 위하여 출생 후 6개월 동안 아기에게 모유만 먹이는 '완전 모유 수유Exclusive breastfeeding'를 권장하고 있고, 두 돌까지 모유 수유를 지속하면서 적절하고 안전한 보충식을 먹이도록 권하고 있습니다(WHO, 2001; WHO, 2002).

하지만 직장 생활과 동시에 모유 수유를 지속하기에는 현실적으로 이런 어려움들을 호소하십니다.

1. 자주 수유하기 어렵다

모유 양을 유지하기 위해서는 최대한 자주 오래 젖을 아기에게 물려야 합니다. 하지만 아이를 집에 두고 회사에 나온 엄마에게는 쉽지 않은 일이죠. 회사와 구성원의 배려와 도움으로 눈치 보지 않고 사내에서 수시로 유축할 수 있는 환경이 절실합니다.

2. 밤중 수유하기 어렵다

갓난아이의 경우 2시간에 한 번씩 모유 수유를 하게 됩니다. 인공분유의 경우 다른 가족구성원이나 도움을 주시는 분이 대신할 수 있지만 직접 모유 수유는 대체하기 어렵습니다. 다음날 출근해야 하는 엄마에게는 쉽지 않은 일이죠. 직접 수유를 원하신다면, 누워서 젖 먹이는 방법을 익숙하게 하는 것이 조금이나마 도움이 될 수 있습니다.

3. 슈퍼맘으로서의 스트레스가 심하다

아이를 오래 보지 못하는 미안한 마음과 회사에서의 스트레스로 몸도 마음도 피곤해지면 고스란히 모유가 줄어들고, 이는 또 다른 스트레스가 되어 악순환이 됩니다. 일과 육아로 시간이 빠듯하지만 하루 30분이라도 본인만을 위한 시간을 확보하여, 무리가 되지 않는 가벼운 운동이나 명상으로 스스로를 회복할 필요가 있습니다.

4. 회사 일이 바빠 식사를 제대로 못 챙겨 먹거나, 너무 과식한다

두 가지 모두 문제가 될 수 있습니다. 인스턴트 음식으로 대충대충 넘기거나, 점심이나 야식으로 몰아서 폭식하는 경우, 소화기능의 장애를 가져올 수 있습니다. 임신했을 때만큼은 아니어도 적정량의 양질의 음식을 규칙적인 시간에 잘 챙겨 먹어야 합니다.

5. 꽉 끼는 옷을 입고 근무하는 경우 유방 압박이 될 수 있다

물리적인 압박은 모유 수유의 주요 방해요인입니다. 편안한 스포츠 브래지어 착용을 권해드리고, 신축성이 있는 옷을 입어주세요. 수시로 스트레칭을 해주는 것도 좋습니다.

위의 주의사항을 신경 써도 모유가 계속 부족하다면, 어떻게 해결할 수 있을까요? 한의학에서는 유방에 모유가 충분히 모여 빵빵하게 차오르는지의 여부를 중요하게 봅니다. 유방이 빵빵하지 않은 경우 기혈 허약, 소화 흡수 장애(비기허, 脾氣虛)로 보고 모유를 더 만들어 채워주는 데 집중하여 치료합니다. 반대로 유방이 빵빵한 경우는 모유는 만들어졌지만 스트레스 등에 의한 기혈 소통의 장애(간기울결, 肝氣鬱結)로 보고, 소통시켜 울체를 풀어주는 치료가 필요합니다.

모유를 늘려주는 음식으로 가장 잘 알려진 음식은 족발입니다. 족발은 한의학 처방에서도 '저제猪蹄'라는 약재로 불리며 여러 서적에 많이 언급되었는데요, 동물실험에서도 유선 조직의 혈관신생을 돕고, 유즙 분비와 관련한 유전자 발현을 촉진하는 것으로 밝혀졌습니다. 위의 구분에서 전자에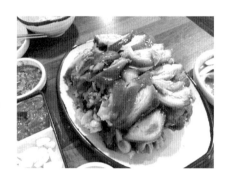

속하는 기혈이 허약한 분에게는 좋은 효과를 기대할 수 있지만, 후자에 속하는 분들에게는 족발을 너무 많이 먹으면 유방이 더 단단해지고 통증을 유발할 수 있으니 주의해야 합니다.

후자에 속하거나, 전자에 속하는데 족발을 먹어도 모유량이 회복되지 않는다면 가까운 한의원에서 침 치료, 한약 치료 등의 도움을 받으세요. 여러 악조건에도 아이와 본인을 위해 모유 수유에 어렵게 의지를 냈는데, 모유가 잘 나오지 않는다고 포기하기엔 너무 안타깝잖아요, 한의학과 한의사들이 적극 도와드리겠습니다!

제3장

우리 아이,
튼튼하고
똑똑하게!

성장 프로젝트
- 우리 아이 잘 클 수 있을까요?

아이들이 건강하게, 그리고 튼튼하게 자라는 것은 아이 가진 모든 부모님들의 소망입니다. 진료를 보다 보면 "옆집 누구는 성장호르몬을 맞힌다는데…", "한약을 먹는다는데…", "태권도를 다닌다는데…", "성장에 좋다는 보조식품을 먹는다는데…" 수많은 이야기들과 정보 중에서, 어떤 것들이 정확한 정보인지 헷갈려 하시는 경우가 많습니다. 그래서 한의원에 내원하셨을 때 가장 많이 물으시는 질문들을 정리해 보았습니다.

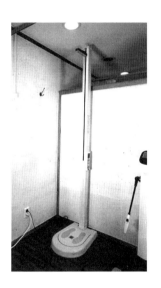

1. 한방 성장 클리닉의 장점은 무엇일까요?

1) 한방 성장 클리닉의 가장 큰 장점은 맞춤치료라는 것입니다. 성장호르몬이 최적의 상태로 분비되고 성장에 도움이 될 수 있도록 아이의 현재 몸 상태에 필요한 것들을 찾아서 채워주거나 덜어주는 맞춤치료입니다.

2) 부작용이 거의 없는 치료입니다.

3) 전반적인 건강까지 향상됩니다. 한방치료는 인위적으로 키를 키우는 것이 아닌 몸이 편안하게 성장할 수 있도록 최적화시키는 것이므로 당연히 약한 부분은 강해지고, 질병이 있다면 이를 치료하는 것이 선행되어 신체가 전반적으로 건강해집니다.

2. 언제 치료받는 게 좋을까요?

아이마다 성장 속도가 다른 까닭에 치료시기를 특정할 수는 없지만, 보통 여자아이들은 급성장기 전인 초등학교 3학년 전후부터, 남자아이들은 4, 5학년 때부터 치료받는 경우가 가장 많습니다. 치료를 시작할 때 나이와 뼈 나이가 어릴수록, 치료기간이 길수록, 부모의 키가 클수록 치료 효과가 좋습니다. 무엇보다 중요한 것은 성장판이 닫히기 전, 2차 성징이 나타나기 전에 치료하는 것이 좋습니다.

3. 한방 성장 클리닉은 어떤 원리일까요?

양방은 성장 호르몬주사 치료 위주이고, 한의학은 한약을 복용하면서 체질을 개선시키거나, 침이나 추나, 약침 등을 통해 체형을 잡아주고 성장판을 자극시키는 치료를 함께 병행합니다. 한약은 아이 성장 상태에 따라 성장호르몬 분비를 촉진하는 한약, 너무 빠른 성장을 지연시키는 한약 등을 사용하고, 이와 함께 성장을 방해하는 질환이 있다면 이를 침이나 약으로 치료하면서, 성장판을 자극하고 체형을 잡아주는 치료를 함께하게 됩니다.

4. 부모 키가 작은데 치료가 소용없는 것 아닌가요?

아이 키에 영향을 미치는 요소는 다양하며 크게 선천적인 요소와 후천적인 요소로 나눌 수 있습니다. 이 중 유전이 키에 미치는 영향을 두고 전문가마다 의견이 엇갈리지만, 30% 정도 영향을 미치는 것으로 보고되고 있습니다. 오히려 아이의 영양장애, 운동량, 스트레스, 수면상태, 정서적 문제, 긴장상태, 체지방지수, 환경호르몬 등 후천적인 요인이 더 중요하게 대두되고 있습니다.

5. 아이들의 성장에 도움이 되는 평소의 생활습관이나 운동법이 있을까요?

1) 방학 동안 스트레스 없이 실컷 뛰어놀게 해 주세요.

요즘 아이들은 방학 때도 학원, 영어캠프, 다음 학기를 위한 예습 등으로 맘 편히 쉬지 못합니다. 이 때문에 아이들은 스트레스로 인한 불안, 초조, 수면장애, 두통 등을 겪게 될 수 있고 심해지면 우울증이나 성장장애까지 유발되기도 합니다. 스트레스를 받으면 맥박이 빨라지면서 혈압이 상승하는데, 이는 음식물의 소화, 흡수에 장애를 유발하며 자율신경계도 영향을 미치고 호르몬 밸런스가 망가지면서 성장호르몬 분비를 억제해 키 성장을 방해합니다. 따라서 아이의 키 성장을 위한다면 방학 때만이라도 스트레스를 주지 않는 것이 좋습니다. 아이들이 책상 앞에만 매달려 활동량이 적어지면 성장판의 자극이 줄어들게 됩니다.

2) 호르몬이 가장 왕성하게 분비되는 밤 10시에서 새벽 2시 사이에 숙면을 취할 수 있는 환경을 만들어 주세요.

성장에 있어서 운동, 영양섭취와 더불어 잠자는 습관이 매우 중요합니다. 깊은 잠을 잘 때 성장호르몬이 왕성하게 분비되어 성장을 촉진하기 때문입니다. 성장호르몬은 운동 시에도 분비되지만 잠

잘 때 분비되는 양이 하루 동안 나오는 성장호르몬의 60~80% 이상인 것으로 밝혀져 있습니다. 따라서 수면시간이 곧 키가 크는 시간이고 수면장애는 성장장애의 중요원인이라고 할 수 있습니다. 개인에 따라 차이가 있겠지만 밤 11시~1시 사이가 성장호르몬의 분비가 가장 많을 때이므로 늦어도 밤 10시~11시 이전에는 아이들이 잘 수 있도록 하는 것이 좋으며 총 수면시간은 보통 8~9시간을 권장합니다.

또한 수면의 질도 매우 중요합니다. 잠은 REM 수면과 Non-REM 수면으로 나누어지는데, REM 수면이란 깊은 잠이 들기 전에 눈동자가 빨리 움직이는 상태를 말하며, Non-REM 수면은 깊은 잠에 빠지는 상태를 말합니다. 성장호르몬은 Non-REM 수면 상태 즉, 깊은 잠에 빠진 상태에서 더 잘 분비되므로 항상 숙면을 취하는 것이 중요합니다.

잠자기 전에 과도한 운동이나 컴퓨터게임, 그리고 지나친 과식은 피하고 가벼운 스트레칭을 한 후 가볍게 따뜻한 우유를 마시고 편안하게 잠을 자는 게 좋습니다. 아이가 지나치게 늦게 자거나, 잠을 자기 어렵거나, 자면서 자주 깨거나, 자주 잠꼬대를 하거나, 심하게 뒤척거린다면 내원하셔서 상담을 받아보시는 것이 좋습니다.

치료보다 쉬운 예방 이슬기 원장

팔다리가 아파요!
어린이 성장통에 대한 모든 것

대치동이라는 동네 특성상, 다른 지역에 비해 학생들이 한의원에 내원하는 경우가 많습니다. 간혹 이유 없이 다리가 아프다고 다리를 절뚝거리고 오거나, 정형외과에서 검사했는데 특별한 이상이 없다고 내원하는 아이들이 있습니다. 이럴 때 여러 가지 테스트를 하고 "이건 성장통이네요."라고 진단을 내릴 때가 있습니다. 어린이 성장통, 이야기는 들어봤지만 정확히 어떤 것을 성장통이라고 할까요?

성장통은 4~10세의 어린이들이 양다리의 종아리나 허벅지, 정강이가 아픈 증세를 말합니다. 주로 급성장기에 있는 초등학교 4~6학년 사이에 가장 많이 나타나며, 유치원 어린이나 중학생들에게도 더러 발생합니다. 대부분 밤에 통증을 많이 느끼며, 때로는 팔이 아파 고통을 받는 어린이도 있습니다. 성장통의 특징은 분명히 통증은 있는데, 위에 이야기한 것처럼 정형외과에서 영상검사를 하면 아무런 이상이 발견되지 않는다는 것입니다. 원인은 아직까지 의학적으로 완전히 규명되지는 않았지만, 성장점이 있는 뼈의 골단부 골세포의 분열속도와 그 주변 근육이나 인대의 성장 속도 부조화로 인해 통증이 일어나는 것으로 생각됩니다. 성장통은 특별한 병이 아니어서 시간이 지나면 사라지지만, 아이들이 통증을 호소했을 때 무조건 성장통이려니 방치하는 것은 다른 병을 키울 수 있으므로 주의해야 합니다.

정리하자면, 이럴 때는 성장통을 의심해 보시면 좋습니다.

1) 양쪽 무릎이나 다리가 대칭적으로 아프다.
2) 통증이 주로 저녁때 생긴다.
3) 활동적인 아이에게 더 흔하게 발생한다.
4) 통증이 있다 사라졌다 한동안 기간이 지난 후 다시 반복적으로 생긴다.
5) 아이가 5~12세 사이에 있다.

그러나 한쪽 다리만 아프다고 호소하거나 관절이 아프거나 붓는 경우, 자고 일어나도 통증이 사라지지 않고 계속되는 경우에는 다른 질환이 의심되므로 전문의의 진찰을 받는 것이 바람직합니다.

한의학적으로 바라보는 성장통의 원인은 어떤 것들이 있을까요? 크게 두 가지로 나눌 수 있는데요, 첫째는 기$_氣$가 약하기 때문입니다. 많이 뛰어놀면서 기운을 소모하지만 그만큼 빠르게 에너지가 보충되지 못하기 때문에 많이 움직이는 부위에 필요한 영양물질이 충분하게 가지 못해서 통증이 온다는 것입니다. 이런 아이들은 대개 식은땀을 흘리거나 밥을 잘 먹지 않고 얼굴색이 누렇게 뜨거나 아침에 일어나기 힘들어하는 기허증의 증상을 보입니다. 이때는 기운을 보강해 주는 황기와 같은 약재를 사용하면서, 평소에 잘 먹는지, 소화기에 이상이 없는지 살펴주는 것이 필요합니다.

두 번째로는 진액津液이 부족하기 때문입니다. 음양 이론으로 보면 뼈의 성장은 양陽(쥬 더 남성적이고 단단함)이고 근육의 성장은 음陰(부드럽고 수용성 있음)이라고 볼 수 있습니다. 근육에 음의 진액이 충분히 공급되지 못한다면, 음양의 조화를 잃게 되어 식사에 문제가 없는 경우인데도 살이 찌지 않는 경우가 있습니다. 이런 아이들에게는 지황이나, 교이(엿) 같은 약재를 사용하여 진액을 보충해 주어 음양의 조화를 맞춰주면 성장에 도움이 되며 성장통도 사라지게 됩니다.

성장통을 호소하는 아이들의 한방 치료는 전신 성장 촉진을 돕는 한약들과 침, 뼈와 근육의 기능을 강화하는 한약과 스트레칭 등의 운동요법 등이 있습니다. 성장통은 특히 다리 쪽 통증을 호소하는 경우가 많은데, 이때는 다리 쪽 비복근 스트레칭이나 마사지를 권유합니다.

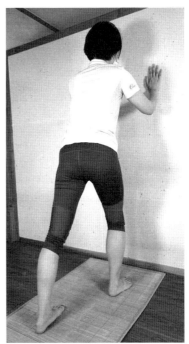
비복근 스트레칭

성장통을 호소할 때에는 더욱더 영양적인 면을 신경 써야 할 때이므로 충분한 영양공급과 무리하지 않을 만큼의 운동을 하는 것이 좋습니다. 가정에서는 따뜻한 찜질을 하거나 따뜻한 물로 샤워를 시키고, 또 가볍게 마사지를 해주면 통증을 완화시킬 수 있습니다.

집에서는 이렇게 해 주시면 좋습니다.

1) 아픈 부위에 따뜻한 온찜질을 해준다.
2) 아픈 관절 부위 처음과 끝 부분을 부드럽게 근육 결을 따라 마사지해 준다.
3) 영양소를 골고루 섭취하게 한다.
4) 인스턴트 음식은 삼가게 한다.
5) 무거운 물건은 들지 않는다.
6) 무리한 운동 대신 가벼운 스트레칭을 하고 운동 후에는 충분한 휴식을 취한다.

산만하고 집중력이 약한 아이
어떻게 하면 좋을까요?

신학기 새로 학교에 입학하거나 새 학년을 맞이하여 우리 아이가 새로운 환경에 잘 적응하고 좋은 성적을 받기를 바라는 부모님들의 마음은 모두 한결같은 것입니다. 그러나 매사에 충동적이고 한 가지 일에 집중하지 못하는 산만한 아이를 둔 부모님들은 '우리 아이가 수업시간에 잘 집중할까?'라는 걱정을 하게 되는 시기입니다.

주의력 결핍 과잉행동 장애Attention Deficit/Hyperactivity Disorder, ADHD는 아동기에 많이 나타나는 장애로, 지속적으로 주의력이 부족하여 산만하고 과다활동, 충동성을 보이는 상태를 이야기합니다. 만일 아이가 산만하고 집중력이 부족해 보인다면 미리 상담을 받아보시는 것이 좋습니다. 한참 성장하는 시기에 이런 문제를 방치하면, 아이가 공부에 흥미를 잃고 학교에 가기 싫어질 뿐만 아니라, 혹이나 이런 문제 때문에 성격장애가 생기는 경우도 있기 때문입니다. 이런 ADHD의 원인으로 유전적 원인과 신경학적 요인, 사회 심리적 요인이 있고, 심한 경우 약물 치료가 이루어지기도 합니다.

한의학적으로 집중력이 산만한 아이들은 크게 실증實症과 허증虛症으로 나누는데 실증은 말 그대로 내부 장기 중 어떤 기운이 과도하게 항진된 경우, 허증은 어떤 장기가 약화되어 나타날 수 있다고 봅니다. 실증과 허증 외에 다른 질환이 있어 집중력이 떨어지는 경우도 있어, 각각의 경우를 알아보려 합니다.

1. 실증實症

이는 간과 심장의 기운이 너무 강해 열이 머리, 얼굴 등의 상체로 떠올라서 산만함이 생기는 경우입니다.

1) 특징
- 차분하지 못하고 너무 활동적이다.
- 쉽게 흥분하고 충동적이어서 다른 아이들에게 방해된다.
- 시작한 일을 끝내지 못한다.
- 늘 안절부절못하며, 주의력이 없거나 쉽게 분산된다.
- 금방 기분이 확 변하며, 감정이 격해지기 쉽고 행동을 예측하기 어렵다.

2) 한방치료

상기된 기운을 가라앉혀 주고 상열된 열을 내려주는 치료를 해 줍니다. 대표적인 한약 처방으로는 온담탕이 있습니다. 가정에서는 아이의 방이나 물건을 단순한 것으로 잘 정리해 주고, 매일 매일 일상을 계획하고 규칙적으로 지도해 주는 것이
좋습니다. 그리고 주 2~3회 정도는 땀이
충분히 날 만큼 운동하여 내부의 열을
발산하는 것도 도움이 됩니다.
텔레비전이나 핸드폰 등 전자파가 많이

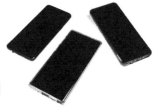

발생하고 화면이 금세 바뀌는 기기들을 되도록 피하는 것이 아이의 열을 가라앉히는 데 도움이 됩니다.

아이가 가능한 선에서 행동해야 할 목표를 한 가지 정해주고 이를 실천해 나가면서 많이 칭찬하면서 성취의 즐거움을 느낄 수 있도록 하는 것도 좋은 방법입니다.

2. 허증虛症

심장과 담이 약한 경우로, 한방에서는 오장육부가 정신과도 연결된 것으로 보기 때문에 순환기관으로서의 심장뿐만 아니라 정신적인 분야의 심장과 담낭의 기운까지 포함하는 넓은 의미입니다.

1) 특징

- 잘 놀라고 겁이 많다.
- 주의가 산만하거나 내성적이어서 환경의 변화에 적응을 잘 못한다.
- 성격이 예민하고 신경질을 잘 낸다.
- 잠꼬대를 자주 하며, 자다 일어나 서성대기도 한다.

2) 한방치료

마음을 편히 하고 심기를 보강하는 한약을 복용시키면서 정서적인 안정을 주는 가정환경을 만들어 주는 것이 좋습니다. 대표적인 처방으로는 귀비탕歸脾湯이 있습니다. 평소에 아이와 대화를 많이 하여 아이가 어떤 생각을 하고 있는지 충분히 들어주시고, 세상 어디에 나가서도 부모님이 항상 뒤를 지켜주고 있다는 든든한 자신감을 가지게 하는 것이 좋습니다. 부모가 억지로 겁이 많은 것을 고치기 위해 무서운 훈련 등을 하는 것은 역효과를 가져올 수 있습니다.

3. 기타 질환으로 산만해진 아이

비염이나 축농증, 아토피 등 신체적 질환으로 집중력이 떨어지는 경우도 있습니다. 이때는 이러한 질환에 대한 치료를 선행해야 합니다. 비염이 있어서 킁킁거리다가 킁킁거리는 소리 틱으로 넘어가는 아이도 있습니다. 질환의 원인 중 위에 말한 허증이나 실증이 끼어있을 수 있으므로, 이를 총체적으로 판단하여 함께 치료한다면 좋은 결과를 얻을 수 있을 것입니다.

산만하고 집중력이 낮은 아이들이 모두 ADHD라고 할 수는 없습니다. 그러나 우리 아이가 많이 산만하고 단체생활에 문제가 된다면, 두려워하지 말고 병원과 한의원을 방문하시는 것을 추천드립니다.

아이가 자꾸 눈을 깜빡거려요
- 틱장애일까요?

눈을 자주 깜빡거리거나 코를 찡긋거리거나, 코나 목으로 킁킁거리는 소리를 반복하는 아이들이 꽤 많습니다. 이러한 경우 대개 부모님들은 안과나 이비인후과의 질환이 있다고 생각을 하는 경우가 많은데요. 특별한 질환이 없는데도 그런 행동을 하거나 아니면 치료를 열심히 하는 데도 더 악화되는 것 같은 느낌이 있다면 틱장애를 의심해 보는 것이 좋습니다.

틱장애는 '스스로 통제할 수 없는' 행동이나 소리를 반복하는 질환을 말합니다. 크게 운동틱(근육틱)과 음성틱으로 증상이 나눕니다.

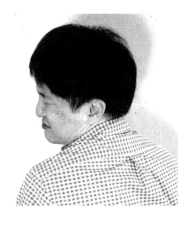

운동틱은 눈을 깜빡거리기, 코를 찡긋거리기, 얼굴을 찡그리기, 어깨를 들썩거리기, 이를 앙다물기, 배를 힘을 줬다 튕기기 등 얼굴과 몸 그리고 사지의 특정한 행동을 반복적으로 보이는 것을 말합니다. 음성틱은 "음음-아아" 하는 소리를 내거나, 코

와 목으로 "흠흠" 하는 헛기침을 반복하거나, 타인의 말소리를 계속 중얼거리며 따라 하거나, 욕설이나 음담패설 등을 반복해서 나타내는 경우를 말합니다.

이러한 틱장애는 특별한 치료를 하지 않고 시간이 지나면서 사라지는 경우도 있습니다. 이를 '일과성 틱장애'라고 합니다. 보통 6개월 이내에 가벼운 틱 증상들이 반복되다가 시간이 지나면서 사라지게 되는 것이지요. 반면 시간이 지나면서 점차 증상이 악화되는 경향을 보인다면 관찰하여 제때 치료를 하는 것이 좋습니다.

운동틱은 보통 얼굴에서 시작하며, 전신으로 증상이 내려간다면 악화되는 경우에 해당합니다. 그래서 단순히 눈 깜빡임 정도만 있는 줄 알았는데 점차 목으로, 배로 증상이 퍼져나간다면 악화되고 있을 확률이 높다는 것이지요. 음성틱의 경우는 소리가 점차 커지거나, 여러 소리들을 낸다면 증상이 심해지고 있는 것입니다.

틱장애는 왜 생길까요? 틱장애는 여러 가지 원인으로 발생합니다. 생물학적으로는 두뇌 영역의 부위별 발달 속도 차이에 따라서 불균형이 발생하여 나타나는 경우가 많습니다. 때문에 적절한 뇌 발달이 아이의 틱장애 예방 및 치료에 절대적으로 중요한 요소가 되지요. 또한 과도한 두뇌의 부하도 영향을 줍니다. 틱장애의 치료 과정 중에 스마트폰이나 노트북 컴퓨터를 얼마나 많이 하는가가 예후에 상당히 큰 영향을 미치는 것을 볼 수 있습니다. 때문에 틱의 치료 및 관리를 위해서는 오감의 과도한 자극을 피해야 합니다.

심리적으로 스트레스를 받는 것도 상당히 큰 원인이 됩니다. 아이들은 감정 표현에 서툴기 때문에 본인의 명확한 감정을 표현하지 못하는 경우들이 많습니다. 그래서 부모님들이 볼 때는 스트레스를 받지 않는다고 생각하기 쉽지요. 그렇지만 연구에 따르면 아이들도 성인 못지않게 정서적 스트레스를 많이 받는다고 합니다. 표현을 못 하는 억압된 감정들이 두뇌를 흥분시키고, 그로 인해 신체적 증상들이 나타나게 되는 것입니다. 때문에 아이들의 정서적 환경이 어떠한지 잘 관찰을 하는 것이 관리에 도움이 됩니다.

보통 틱장애는 부모님이 싸우거나, 유치원이나 초등학교에 들어가는 시기에 증상이 처음 시작되거나 더 심해지는 경우를 많이 볼 수 있습니다. 심지어는 아이들이 부모와 침대에서 떨어져서 자기 시작하는 시점에도 증상이 발현되기도 합니다. 어떤 심리적 원인이 아이의 불안이나 공포를 활성화했는지 잘 관찰해 보는 것이 좋습니다.

틱장애가 진행되는 시기에 부모님들이 강제적으로 증상을 억제하도록 훈련하거나 다그치는 경우를 자주 봅니다. 틱장애가 단순한 습관의 문제라고 잘못 생각하시기 때문입니다. 그러나 틱장애는 앞서 말씀드린 것처럼 '본인의 의지와 상관없이' 일어나는 일이기 때문에 실상 가장 괴로운 것은 아이 본인입니다. 다그치는 일이 반복되면 아이는 주눅이 들고, 부모와 주변의 눈치를 살피게 되며 이는 극심한 자존감 저하로 이어지기 십상입니다.

그러므로 가급적이면 아이의 틱장애에 대해서 직접적인 언급을 하지 않으시는 게 좋습니다. 그리고 네가 괴롭다는 것을 이해해, 조금만 노력하면 금방 좋아질 거야, 이런 정서적인 위로를 자주 해주시는 것이 도움이 됩니다.

집에서는 이렇게 해주세요.

1) 아이의 증상에 공감하고, 격려를 해주세요.

2) 아이의 주변 환경에 문제가 있지 않은지 체크를 꼼꼼히 해주세요.

3) 스마트폰이나 노트북 사용 시간을 줄여주세요.

4) 자연 경관을 자주 보고 스트레스를 줄일 수 있도록 도와주세요.

5) 증상이 악화되는 소견을 보인다면 적극 치료를 해주세요.

우리 아이 건강하게 기르는 자연 해열법
- 아이가 열이 나요, 어떻게 하죠?

아이가 감기에 걸려, 열이 나면서 칭얼대기 시작하면 엄마는 당황하게 됩니다. 열의 원인을 파악하고자 소아과에 가게 되면 보통 해열제와 항생제를 같이 받아오게 되는데요, 과연 열감기가 날 때마다 해열제나 항생제를 복용해야 할까요?

해열제는 우리 몸의 열 중추에 작용하여 체온을 강제로 낮춰주는 역할을 하고, 항생제는 세균을 죽이는 효과가 있습니다. 항생제는 세균을 죽일 목적으로 개발된 약인데요, 1928년 개발 후 정말 많은 사람을 감염성 질환에서 구했습니다. 하지만 모든 균을 억제하기 때문에 병원균 뿐만 아니라 인체의 도움이 되는 균들(유익균)도 같이 파괴하는 안타까운 단점이 있습니다. 그래서 항생제를 필요 이상으로 자주 사용하게 되면 장내 유익균총이 파괴되어 배앓이, 장염, 설사, 질염 등이 유발될 수 있으며, 실제로 감기의 경우 바이러스가 병을 일으킨 것이기 때문에 세균에 작용하는 항생제가 전혀 도움이 되지 않는 경우가 많습니다.

다만 과도한 열이 나는 경우는 기관지염, 폐렴으로 진행될 우려가 있을 수 있고 또한 아이를 탈신과 혼수, 열성경련 착란 등의 위급한 질환에 빠뜨릴 수도 있으니 이럴 때는 당연히 해열제를 복용해야 합니다.

다음을 참고하셔서 무조건적인 해열제나 항생제 사용 대신, 아이의 몸에 맞추어 효과적이고 현명한 대처를 하실 수 있기를 바랍니다.

우리 아이가 감기에 걸렸을 때 부모님이 가장 걱정 하시는 것은 체온의 상승입니다.

열이 나게 되면 아이들이 힘들어할 뿐 아니라, 부모님들께서도 어떻게 대처해야 하는지 몰라 당황합니다. 초기에 열정이 넘치던 진료 시에는 제 핸드폰 번호를 부모님들께 알려드리고, 열이 났을 때 저에게 전화를 주시도록 했습니다. 다행히 아래 방법들로 큰 문제 없이 감기를 이겨내고, 감기를 앓고 나서 더욱 건강해진 아이들이 많습니다.

현재 이루어지는 일반적인 감기 치료방법(냉수 마사지, 찬물로 닦기, 열나면 바로 해열제 사용하기 등)에는 잘못된 부분들이 있습니다. 진료를 보면서 많이 듣는 우리 아이들 열감기 관련 질문들을 모아봤습니다.

1. 감기란 무엇인가요? & 열이 발생하는 이유는 무엇인가요?

감기에 걸리게 되면 열이 발생합니다. 이때 발생하는 열은 병균이 열을 내는 것이 아니라 우리 몸의 면역세포가 활성화되어 몸속의 나쁜 균이나 노폐물(설령 균이 아닐지라도)을 탐식하는 과정에서 발생하는 것입니다. 따라서 감기 증상과 함께 열이 나는 것은 정상입니다. 적당히 열이 나야 몸속의 노폐물들이 제대로 처리될 수 있습니다. 또한 이 경험을 통해 면역력이 증강되고, 추후 감기 바이러스에 노출되었을 때 우리 몸은 더 건강하게 이겨낼 수 있습니다.

아이들은 보통 감기를 앓게 되면 38도는 기본으로 올라가고 이 정도 온도가 되어야 면역활동이 잘 일어납니다. 이때 아이들이 열이 올랐다고 놀라서 바로 해열제를 사용하여 체온을 떨어뜨리게 되면, 면역 활동이 충분히 일어나지 못하게 되며, 우리 몸은 아직 병균 및 노폐물이 잘 제거되지 못한 상태이므로 다음날 다시 열이 오르는 악순환이 반복될 수 있습니다.

2. 감기 치료는 빠르면 빠를수록 좋은가요?

감기 첫날 올바르게 치료하여야 제대로 면역 활동이 일어나도록 도와주면 감기는 후유증(기침, 폐렴 등) 없이 잘 낫습니다. 부모님들의 빠른 대처가 중요합니다.

3. 우리 아이 열감기를 빨리 낫게 하는 방법이 있을까요?

1) 감기 첫날에는 목욕을 시키지 않습니다.

아무리 따뜻한 물로 목욕을 시키더라도 돌아서면 아이들은 바로 온 몸에 소름이 돋고 추워하게 됩니다. 이렇게 되면 감기는 더욱 악화됩니다. 목욕을 시키지 말고, 따뜻한 물로 손발과 얼굴만 닦는 것이 좋습니다. 똑같은 원리로 열이 날 때, 찬물로 마사지하거나 지나치게 춥게 하여서, 몸에 소름이 돋게 하면 안 됩니다. 적당한 옷을 입혀 추워하지 않는 환경을 조성해 주어야 합니다.

2) 체하지 않도록 음식에 신경을 써야 합니다.

아이들이 음식에 체하게 되면 면역 활동으로 일어나는 열 외에 비정상적으로 체온이 더 많이 오르게 됩니다. 또한 우리 몸이 감기에 걸리면 소화력이 감소하여 쉽게 체할 수 있습니다. 그러므로 가능한 유동식을 주는 것이 좋습니다. 예를 들면, 죽이나 미음, 콩나물국, 뭇국 등을 따뜻하게 조금씩 자주 먹도록 합니다.

감기를 잘 이겨내려면 영양 및 수분공급이 잘 이루어져야 합니다. 그러기 위해 소화가 잘되는 체하지 않는 음식을 공급해 줍니다.

3) 고열(38.5도 이상 40도 가까이)이 날 때에는 대부분의 아이들 손발이 얼음장처럼 차가워집니다. 이때 손발이 따뜻해지도록 주물러 주세요. 열 감기를 자주 앓는 아이의 부모님이라면 모두들 이 현상을 목격하셨을 겁니다. 열이 펄펄 끓는데 도리어 손발이 얼음장처럼 차가워집니다.

인체는 심장으로부터 피가 전신으로 고루 퍼져야 건강합니다. 그런데 만약 피부와 손발 쪽으로 피가 잘 흐르지 못하게 되면, 상대적으로 가슴과 머리 쪽에 피가 더 몰리게 됩니다. 이에 따라 아이들 열 감기가 진행되다 보면, 손과 발 혈류량은 감소하고 체온은 상승하며, 심하면 열 경기를 하게 됩니다. 이때에 팔과 손, 다리와 발을 열심히 주무르고 자극해서 말초 쪽으로 피가 잘 소통되게 하면, 더 이상 열이 오르지 않고 점차 정상화되면서 아이 스스로 감기를 이겨낼 수 있게 됩니다. 그러므로 감기로 인해 열이 나더라도 손발이 따뜻하면 걱정할 필요가 없습니다. 다음 날이면 괜찮아집니다. 오히려 열을 잘 앓아서 감기가 빨리 나을 수 있습니다. '손발이 따뜻하다면, 열 감기를 앓아도 걱정 없다.' 이것을 명심하세요.

이 세 가지가 감기를 올바르게 앓고, 건강하게 낫는 방법입니다.

열만 나면 겁나서 습관적으로 해열제를 사용하면 아이의 면역계가 성숙해지는 기회를 놓치게 됩니다. 해열제를 자꾸 투여해서 열을 다스리면, 면역력은 점차 더 떨어지고, 다음날 또는 다음 감기에는 더 높은 열이 나게 됩니다.

설령 체온이 38.5도 전후라 할지라도 손발이 따뜻하며 아이익 상태(대답, 눈빛, 컨디션 등)가 정상적이라면, 너무 걱정하지 마세요.

감기를 올바르게 앓고 낫는 경험을 하게 된다면 한층 건강해질 수 있습니다. 해열제와 항생제의 지속적 사용은 아이의 면역력을 저하시키고 '1년 내내, 사시사철 감기를 달고 사는' 약한 아이로 만들 수 있습니다.

다음은 실제 부모님들이 아이 열 감기를 케어하실 때 호소하던 증상입니다. 열감기를 앓을 때 참고해 보시면 좋을 듯해서 조금 내용이 길더라도 적었으니 찬찬히 읽어보시면 좋을 거 같습니다.

1. 배가 아프다고 하면서 먹지 않으려고 해요. 열이 자꾸 올랐다 내렸다 해요

이 경우는 체기가 동반된 감기일 가능성이 높습니다. 아이가 체하면서 소화기가 제대로 작동하지 않으면, 손발은 싸늘해지고 머리 쪽으로만 열이 많이 오르게 됩니다. 이때는 억지로 밥을 먹이지 마시고, 손발을 주물러 주고 배를 쓰다듬어 주어 전신을 균일한 체온상태로 만들어 주는 것이 급선무입니다. 체기가 있을 때 해열제를 쓰면 열이 내려가지 않거나 내려가도 바로 다시 오르며 고열의 오르내림이 오랫동안 반복되게 됩니다. 이때는 엄지손가락의 '소상少商' 혈을 작은 1회용 란셋으로 따주면 좀 더 체온이 빨리 잡힙니다.

2. 온몸에 열이 나는데 아이는 오히려 추워해요

이 경우는 일반적인 감기 초기 발열 형태입니다. 이때는 아이가 땀을 나게 만들어 주면 오한과 발열이 같이 해결됩니다. 체온이 높다고 냉찜질이나 물수건으로 닦아주시면 모공이 닫히고 더 추워하며 고열로 오르게 되며 기타 합병증으로 변화될 위험성이 증가합니다. 추워하면 따뜻하게 해주시고 땀이 날 수 있게 족탕, 각탕을 해주세요. 경우에 따라서는 체온이 살짝 1도 정도 더 오를 수 있으나 땀이 남과 동시에 열과 오한이 같이 풀어지게 됩니다.

이때는 두 번째 손가락 손톱의 가로선과 세로선이 만나는 곳의 움푹 파인 '상양商陽'혈을 자락해 주시면 도움이 됩니다.

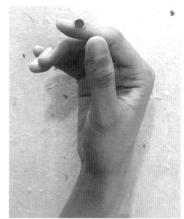

위 상양혈, 아래 소상혈

3. 온몸에 열이 나고 더워하며 아이가 갈증을 호소해요

이 경우는 2번과는 다른 경우로 2번과 같이 땀을 내거나 족탕을 하지 마시고, 미지근한 물을 수시로 마시도록 해주세요. 만약 물을 잘 못 마신다면, 미지근한 이온음료를 먹이는 것도 도움이 됩니다. 이때는 아이를 시원하게 해주시고, 미지근한 물로 몸을 닦아주시는 것이 도움이 됩니다.

4. 머리가 뜨겁고 손이 따뜻한데 기침을 하면서 아이의 발끝은 차가워요

이 경우는 아이가 변을 보지 못하였거나, 감기가 오래 지속되어 기관지염으로 가기 전에 나타나는 증상입니다. 변을 보았는지 체크하시고 대변을 하루 동안 보지 않았다면 수기 관장을 해 주어 대변을 보게 하면 열이 떨어집니다.

만약 기침 소리가 컹컹하는 강아지가 우는 소리기 난다면 기관지염 우려가 있으므로 반드시 한의원이나 소아과에 가주세요.

모든 발열의 공통 대처 방법은 다음과 같습니다.

1) 충분한 수분섭취
2) 소화가 잘되는 음식을 먹일 것(아이가 밥을 먹기 싫어한다면 하루 정도는 억지로 밥을 먹이지 않으셔도 됩니다.)
3) 아이가 추워하면 따뜻하게 해주고, 더워하면 시원하게 해주는 것

아이의 호소에 귀를 기울여 주시고 자세한 관찰이 필요합니다.

또한 39.5도 이상의 고열이나 3일 이상 발열이 지속되면 미열일지라도 위험하니 반드시 다음날 한의원이나 소아과에 방문해 주세요.

조심조심 우리 아이
- 허약아의 한방치료

지역 맘 카페에서 이런 질문들이 간혹 올라오는 것을 봅니다. "우리 아이가 체력이 약한데… 한약을 먹이면 어떨까요? 효과가 있을까요?" 눈팅만 하는 유령 회원이라서 댓글을 달지는 않지만, 마음속으로 '정말 허약한 아이라면 당연히 도움이 될 텐데…'라는 생각을 합니다. "우리 아이는 정말 건강해서 걱정이 없어요."라고 건강에 자신을 가지고 말하기는 어렵지만, 정말 허약하다는 것은 어떤 것일까요?

허약아란 특정한 질병으로 몸이 약해져 있거나 또는 뚜렷한 질병은 없으면서도 기능적으로 약한 아이를 말합니다. 선천적으로 기운이 부족하여 허약해지는 경우와 건강하게 태어났더라도 후천적으로 허약해지는 경우로 나눌 수 있습니다. 선천적으로 허약한 장기는 질병으로 이어질 가능성이 높습니다. 우리나라 최초 소아과 전문서인 급유방及幼方에서는 "소아 질병은 보호하는 것이 그 치료의 근본이고, 약을 이용한 치료는 그 이후이다(小兒科保護爲本 藥治次之)."라고 하여 소아 질환 예방의 중요성을 이야기합니다. 그래서 한의학에서는, 아이는 어른을 치료할 때와 다른 방법으로 치료하였습니다. 아이들은 장기와 기관들이 미성숙할뿐더러 신체 변화가 급격하고, 성장기능이 왕성하여 어른과 다른 생리적

특성을 가지고 있기 때문입니다. 우리 아이가 허약하다면, 어느 장부가 허약한지 파악하여 그 부분에 맞추어 집에서 섭생을 해주면 아이가 질병에 걸리기 전에 보호해 줄 수 있지 않을까요?

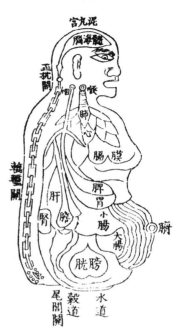

圖府藏形身

1. 심혈관계 허약아

얼굴이 창백하고, 심장의 기질적인 장애를 수반하는 경우가 많으며 잘 놀라고 밤에 갑자기 깨서 울다 잠드는 경우가 많습니다. 과도한 운동은 역효과를 불러올 수 있습니다. 적당한 운동으로 신체기능을 천천히 향상시키고 목욕을 자주 하여 혈액순환을 도와주는 것이 좋습니다. 갑작스러운 자극을 피하고 고전음악 등으로 정서적인 분위기를 유도하는 것이 좋습니다. 아이를 크게 혼내기보다는 잘 달래주는 것이 좋습니다.

2. 소화기계 허약아

소아과 교과서에 가장 많은 허약아의 비율이라고 기재되어 있습니다. 실제로 임상에서도 "아이가 밥을 잘 안 먹어요.", "밥을 입에 물고 있어요."라고 하면서 오시는 경우가 많고요. 이런 아이들은 식욕부진, 편식이 심하며, 구토, 구역감을 잘 호소하는 유형으로 체중이 또래 아이들보다 적게 나가며, 먹는 것에 관심이 없고, 빈번하게 복통을 호소합니다.

이런 아이들은 식사시간을 일정하게 하면서 서늘한 야채, 과일, 아이스크림 대신 따뜻하고 소화가 잘되는 음식으로 식사를 준비합니다. 과자, 초콜릿, 빵 등 소화가 안 되고, 영양가 없는 음식 섭취를 줄입니다.

3. 호흡기계 허약아

잦은 감기와 온도에 민감한 유형으로 조금만 추워도 감기에 걸립니다. 감기에 걸리면 오래가고, 기관지염, 축농증, 중이염으로 잘 진행되며 편도가 크고 인후염, 아토피, 천식, 비염 등을 현재 앓고 있을 가능성이 많습니다.

감기에 자주 걸리는 아이는 일광욕, 해수욕이나 냉수 건포마찰 등으로 피부를 단련하는 것이 좋습니다. 비타민 D 섭취를 꾸준하게 하는 것도 도움이 됩니다. 오염된 공기나 미세먼지는 피하도록 하고, 좋은 공기를 자주 접하게 하며 콧속을 소금물로 청결히 하는 것도 도움이 됩니다.

4. 비뇨생식기계 허약아

치아가 늦게 성장하고, 충치가 자주 생기며, 머리카락이 힘이 없고 숱이 적은 편입니다. 팔다리가 아프다고 자주 호소하며, 주물러 주면 시원해합니다. 걷기를 싫어하고 잘 넘어집니다. 소변 횟수가 과도하게 잦고, 소변에 힘이 없으며, 밤에 소변을 자주 보거나, 생식기의 발육부전 현상도 보입니다. 타고난 원기가 부족한 아이로, 몸을 차지 않게 하고 소화가 잘되는 단백질 중심의 식단을 하는 것이 좋습니다. 깊은 수면이 다른 장부 허약보다 특히 중요한 아이로, 아이가 잠을 잘 잘 수 있는 환경을 조성해 주면 좋습니다.

인체의 허약한 부분을 개선해 주는 것은 아이나 어른을 불문하고 질병을 예방하는 지름길입니다. 허약아의 치료에 있어 우선적으로 적당한 운동과 충분한 영양, 그리고 쾌적한 환경 속에 휴식과 위의 섭생법을 지켜주면, 부족한 부분이 많이 보충될 수 있습니다. 그러나 이러한 일반적인 방법이 적용되지 않는 경우가 있는데 이때는 한약을 사용하여 오장육부의 기능을 살려주고 소아의 체질을 개선시켜 주시면 좋습니다. 그렇게 하면 질병에 대한 저항력은 높아지고 성장은 원활해지며 온전한 건강을 유지하기 쉬워질 것입니다.

소중한 우리 아이, 먹는 것을 잘 먹고, 수면은 충분히 깊게 하고, 잘 뛰어논다면 너무 걱정하지 마세요. 아이들은 오늘도 잘 크고 있습니다.

땀 흘리는 아이
– 아이가 허약해서 땀이 나나요?

땀은 피지와 함께 피부의 건조를 막고 그 표면을 정상으로 유지하며, 노폐물 배출과 체온을 조절하는 일종의 '냉각장치' 역할을 합니다. 체온이 37도 이상으로 올라가면 우리 몸의 19~24만 개의 땀샘에서 하루에 보통 0.6~0.7L 정도 분비되는데, 아이를 키우다 보면 깜짝 놀랄 정도로 많은 땀을 흘리는 경우가 있습니다. 아이가 유독 땀을 많이 흘리면 혹시 건강에 이상이 있는 건 아닌지 걱정스럽기 마련입니다. 소아의 땀에 관한 궁금증을 한의학적으로 풀어보겠습니다.

1. 땀이 많으면 몸이 허한 것이다?

사람들은 흔히 땀을 많이 흘리면 몸이 허(虛)해서 그렇다고 생각합니다. 그러나 땀을 많이 흘린다고 해서 모두가 허한 것은 아닙니다. 땀을 비정상적으로 많이 흘린다면 문제가 달라지지만, 어떤 경우엔 땀을 많이 흘리는 것이 오히려 건강하다는 증거가 될 수도 있기 때문입니다. 특히 한창 성장하는 과정에 있는 아이들은 신진대사가 활발하여 어른보다 땀이 많이 납니다. 그 가운데서도 땀샘이 많이 모여 있는 이마나 머리 뒷부분, 손바닥, 발바닥 등에서 땀이 많습니다.

2. 땀이 많은 아이, 이럴 때는 유심히 관찰해 주세요

아이가 잘 먹고, 잘 싸고, 잘 놀고, 잘 자는데 땀을 많이 흘린다면 그리 걱정하지 않아도 됩니다. 문제는 아이가 이유 없이 눈에 띄게 땀을 많이 흘리는 경우입니다.

땀을 많이 흘리며 피로를 쉽게 느끼고 짜증을 내는 경우, 땀을 많이 흘리며 편식을 하거나 배앓이를 하는 경우, 혹은 땀을 많이 흘리며 입 냄새가 심한 경우, 감기 걸린 이후에 땀을 달고 사는 경우에는 아이를 조금 더 유심히 관찰하는 것이 좋습니다.

3. 아이들에게 흔한 땀의 종류

한의학적으로 땀이 많은 증상을 '다한증'이라고 하며, 땀 흘리는 증상에 따라 다양하게 나누어서 치료합니다. 땀을 많이 흘리는 시간에 따라 자한自汗과 도한盜汗으로 나누고, 땀이 주로 많이 나는 신체 부위에 따라 편한偏汗, 두한頭汗, 심한心汗, 수족한手足汗, 액한額汗으로 나눕니다. 그중 아이들에게 많이 나타나는 땀은 다음과 같습니다.

1) 자한自汗

낮에 활동하는 중에 땀을 많이 흘리는 증상으로 주로 몸 안에 기氣가 허약해졌을 때 많이 발생합니다. 선천적으로 허약하거나 후천적으로 영양이 부족한 경우, 혹은 과로와 오랜 질환으로 인해 기가 부족한 경우 나타나는 병증입니다. 이런 경우 주로 식은땀처럼 땀이 나며 낮에 많이 흘립니다.

2) 도한盜汗

밤에 잘 때 땀을 특히 많이 식은땀처럼 흘리는 증상으로, 잠자는 사이에 나타나다가 깨어나면 멎는 것이 특징입니다. 주로 몸 안에 혈血이 부족 즉 음허陰虛해졌을 때 나타납니다. 과도한 스트레스와 수면부족, 또는 열성 질환을 앓은 이후 발생하는 경우가 많습니다.

3) 수족한手足汗

손과 발이 축축할 정도로 땀이 나는 증상으로 소화기능이 약하거나 긴장을 잘하는 아이들에게 많이 나타납니다.

4) 두한頭汗

머리부위에 땀이 많이 나는 증상으로 몸 안에 열이 많을 때 나타납니다. 이는 보통 기름진 고칼로리 음식을 많이 섭취하여 생기는 경우가 많습니다. 보통 과체중이며 땀이 줄줄 흐르는 양상으로 나는 경우가 많습니다.

4. 노란색 땀도 존재한다?

보통 무색으로 알려져 있는 땀에서 노란색, 녹색, 푸른색, 검푸른 색, 갈색 등의 색깔이 나타나는 경우를 '색한증'이라고 합니다. 색한증은 겨드랑이나 외이도, 눈꺼풀, 항문, 코 옆에만 존재하는 큰 땀샘인 아포크린샘Apocrine gland에서 주로 발생하며, 보통 겨드랑이와 얼굴, 유두, 생식기 등에서 발견됩니다. 아이의 땀 색깔이 일반적이지 않다면 병원에 가보시는 것을 추천드립니다.

5. 다한증의 치료

땀은 겉으로 보기에는 차이가 없어 보여도 저마다 특징이 있습니다. 따라서 땀을 흘리는 증상만을 없애주는 것이 아니라 땀을 흘리게 만드는 원인을 찾아 치료해 주어야 하며, 한방에서는 땀의 **종류**와 아이의 체질에 따라 근본치료를 하고 있습니다. 땀은 적당히 나오면 피부의 노폐물을 제거하고 체온을 조절하는 순기능을 하지만, 지나치면 땀과 함께 몸 안의 기와 영양분이 빠져나가 아이들 건강에 좋지 않은 영향을 미칠 수 있기 때문에, 아이가 유난히 땀을 많이 흘린다 싶을 땐 전문가의 진단을 받아 땀이 나는 원인을 알아보고 그에 따라 치료를 하는 것이 바람직합니다.

6. 집에서 이렇게 해 주시면 좋아요

1) 물을 충분히 마시게 한다.
2) 흘린 땀은 깨끗이 닦아준다.
3) 땀에 젖은 옷은 새 옷으로 갈아입힌다.

여름철 배탈과 설사

- 곽란癨亂

"며칠 전에 수박 먹은 이후로 무른 변을 지속적으로 보네요. 내과 약을 며칠 먹었는데도 설사가 지속돼요." 유찬이 어머니가 병원에 들어오시자마자 이야기하십니다.

여름철 무더운 날씨에 찬 음료나 빙과류 등을 먹고, 복통과 설사의 증세를 경험하는 건 여름철에 한 번씩 하시는 경험일 겁니다. 여름철 양기가 허해진 배에 찬 음식이 들어가 설사하거나 토하고 혹은 배가 더부룩하고 때론 통증이 나타나는 여름철 배탈을 한의학 용어로 곽란癨亂이라고 합니다. 장염과 같은 증상이나, 발열은 거의 없고 설사와 복통, 구토 등이 발생하는 질환입니다. 장염의 일종이라고 생각하시면 됩니다. 이런 증상은 대체로 더운 여름철에 많이 발생합니다. 즉 날씨가 더운 관계로 땀을 많이 흘려 진액이 소모되면서 입이 마르고 속이 답답하여 찬 음식물을 많이 먹으면, 진액의 소모로 소화기능이 떨어지고 비위가 손상되어 발생합니다.

이러한 곽란은 구토, 설사로 그치는 경우(습곽란, 濕癨亂)가 많지만, 때에 따라서는 토하려 하나 토하지 못하고, 설사하려 해도 하지 못하고 진

땀이 나면서 상태가 악화되는 때가 있으니 이를 건곽란이라고 합니다. 한의원에서는 뜸과 침 그리고 한약으로 치료하곤 합니다.

곽란이 반복되면 아이들의 성장장애, 흡수장애, 소화 장애, 주의력 장애 등이 나타날 수 있고, 성장 발달에 지장을 줄 수 있으므로 비위나 장을 튼튼하게 하는 치료가 필요합니다.

특히 아이들은 장염에 걸려 소화기가 약해지면, 장내 유익균총이 깨져 재감염될 확률이 높아지므로 무엇보다 아이 장의 면역력을 키워주는 것이 중요합니다.

1. 생활 속 예방법
1) 반드시 물을 끓여 드시거나, 깨끗한 물을 드세요.
2) 찬 음식을 너무 많이 먹지 않도록 합니다.
3) 냉장 보관했던 음식은 반드시 익혀서 먹도록 합니다.
4) 주방 청결에 각별한 주의가 필요합니다.
5) 외출 후 반드시 손을 씻고 청결을 유지해야 합니다.
6) 용변 후 손을 깨끗이 씻어야 합니다.
7) 잠잘 때는 꼭 이불을 덮고 배가 가려질 수 있도록 합니다.

2. 배탈이 났을 때 피해야 하는 음식
소화력에 부담을 주고 위장을 자극하는 음식들은 피해야 하는데, 대표적인 것은 다음과 같습니다.

1) 요구르트, 우유 및 유제품

2) 탄산음료, 커피, 술

3) 과일주스, 채소주스, 녹즙

4) 찬 음식, 기름기 많음 음식, 맵고 짠 자극적인 음식, 익히지 않은
음식

3. 배탈에 도움이 될 수 있는 한방차들

여름철 배탈 설사 시 한의원에서는 곽향정기산藿香正氣散이나 불환금정
기산不換金正氣散이라는 처방을 많이 사용하게 됩니다. 두 처방 모두 소화기
를 따뜻하게 하면서, 안정화시키
고, 뱃속의 습기를 날려주는
약재로 되어있습니다. 가까운
한의원을 방문하여 위의 처방을
받으면 좋지만, 증상이 심하지 않거
나, 방문이 어려울 경우라면 아래
에 있는 한방차들이 곽란병에 도
움이 될 수 있습니다.

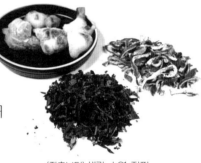

(좌측부터) 생강, 소엽, 진피

1) 생강차

- 생강은 따뜻한 성질로 소화기를 안정시키는 효과와 항바이러스
작용이 있습니다. 말린 생강(건강)을 사용하셔도 됩니다.

- 생강(혹은 건강) 20g을 물 2L에 넣어 한 시간 정도 끓여주시면 됩
니다. 매울 수 있으니 소량의 계피를 첨가해서 끓이거나 계핏가
루를 타 먹는 것도 추천드립니다.

2) 소엽차

    - 소엽은 자소엽이라고도 하면 깻잎처럼 생겼으나, 뒷부분이 보라색을 띠고 있는 한약재입니다. 습기를 날려주고, 소화기를 따뜻하게 하는 효과가 있습니다.

    - 잘 말린 자소엽 10g을 따뜻한 물 500㎖에 넣고 5분 정도 우려서 마시면 됩니다. 꼭 끓이지 않으셔도 되며, 끓여 드실 경우 끓이는 시간을 20분 이내로 하는 것이 성분이 파괴되지 않아서 좋습니다.

3) 진피차

    - 진피는 말린 귤껍질로 소화기 한약재로 다용됩니다. 진피는 가래를 없애면서 소화기 운동성을 좋게 하는 효과가 있습니다.

    - 깨끗한 귤껍질(진피) 12g을 물 2L에 넣어 30~40분 정도 끓여서 드시면 됩니다.

한의학적으로 단맛은 배 속의 습(濕)을 더 심하게 하여 곽란병을 심해지게 할 수 있습니다. 위의 차를 드실 때는 따뜻하게, 달지 않게 드시는 것을 추천합니다.

자꾸 코피가 나요
- 자주 코피를 흘리는 우리 아이

"원장님 또 코피가 났어요." 하고 혜진이 어머니가 원장실에 들어오시면서 이야기합니다. 코에 작은 충격만 가도 코피를 쏟는 아이들이 있습니다. 심한 경우는 크게 울거나 힘주어 대변을 볼 때 코피가 나기도 하고요. 한 번 코피가 나면 잘 멎지 않고, 잘 낫지도 않습니다. 왜 우리 아이는 유독 코피를 자주 흘리는 것일까요?

코피가 나오는 것은 땀을 흘리는 것과 마찬가지로 코피를 흘려서 체내의 열을 조절하기 위해서입니다. 특히 아이들은 어른에 비해 몸에 열이 많을 뿐만 아니라 쉽게 열이 오르므로 코피를 흘리기 쉬우며, 아이의 콧속 혈관은 점막에서 아주 가깝게 자리하고 있어 코를 후비거나, 조금 세게 부딪히거나, 심하게 재채기를 하거나, 코를 세게 풀어도 모세혈관총이 손상을 받아 코피가 날 수 있습니다. 한 번 출혈이 있던 부위는 가벼운 접촉, 자극에도 반복해서 출혈이 생길 수 있습니다. 그러므로 아이가 간혹 흘리는 코피는 그리 걱정할 일이 아니며, 아이의 혈관이 약해서 체내 변화에 민감하게 반응하는 것을 생각할 수 있습니다. 또한 비염이나 이비인후과 질환이 있으면 코피가 자주 발생할 수 있습니다.

문제는 특별한 원인 없이 걸핏하면 코피를 흘리는 경우인데 한의학적으로는 다음과 같이 구분하여 증상을 설명할 수 있습니다.

1. 폐, 심장의 열이 과도한 경우

우선 이런 유형의 아이들은 신진대사가 활발하고 열이 많은 대신 혈관이나 장기들이 아직 성숙되지 못하였으므로 몸 안의 열이 제대로 순환되지 못해 정체되면 몸 안에 나쁜 기운이 쌓이기 쉽습니다. 이것이 폐나 심장으로 몰리면서 배출할 곳을 찾아 코로 올라와 코피가 나오게 됩니다. 이런 경우 모든 기운이 생성되어 올라오는 봄철에 유독 자주 코피를 흘리게 됩니다. 이런 경우 코피를 겉에서 막으려 하기보다는 내부의 열을 잡아주는 것이 중요합니다. 한의원에서는 주로 기를 보충하고 혈액순환을 원활하게 하여 심장과 폐의 열을 없애주고 체질을 개선시키는 치료를 하는데, 코피는 한방으로 치료가 잘되는 편이라 다시 재발하는 일도 적은 편입니다.

2. 소화기가 허약한 경우

또한 원기元氣가 부족한 아이들, 특히 소화기가 허약한 아이들이 혈관벽이 튼튼하지 못하여 코피가 나는 경우가 있습니다. 한의학적으로 비통혈脾統血이라고 하여, 비장脾臟, 즉 소화기의 기운이 혈관을 통솔한다고 보고 있습니다. 이런 아이들은 안색이 나쁘고 식욕부진과 피로감이 있으며, 대변 상태가 좋지 않은 경우가 있어 이 부분을 먼저 치료하게 됩니다.

코피가 나오는 근본 원인을 치료하지 않고 피가 나오는 혈관만 틀어

막는 응급처치를 반복하면 시간이 지나면서 자연히 코피가 다시 나올 수밖에 없습니다. 아이의 체질적인 요인과 상태에 대해 정확한 진단을 통해 아이의 잦은 코피는 치료될 수 있습니다.

3. 집에서는 이렇게 해주세요

1) 아이에게 코를 만지지 않도록 해주세요.

2) 집안에 충분한 습도를 유지해 주세요.

3) 변비가 심한 아이가 코피가 자주 난다면, 배변훈련을 잘 시켜 변비를 개선해 주시면 도움이 됩니다.

4) 너무 맵거나 짠 음식은 열이 많은 아이들에게 악영향을 끼칠 수 있으므로, 더위를 많이 타는 아이들 음식은 삼삼하게 해주시는 게 좋습니다.

5) 열 많은 아이들이 홍삼같이 열이 많은 약재를 먹게 되는 경우 코피가 심해지는 경우도 있으므로, 홍삼을 먹이기 전에 가까운 한의원에 내원하셔서 체질상담을 받아보시는 걸 추천드립니다.

6) 코 건강에 좋은 지압을 자주 하시는 것도 도움이 됩니다.

4. 코 건강에 좋은 지압법

1) 한의학에서는 손은 기가 잘 통하는 신체기관으로 보기에 손을 20~30초 비벼 따뜻하게 만든 후 가볍게 코에 대고 들숨, 날숨을 쉬어주세요.

코 주변을 감싸 쥐고 3~4회 들이쉬고 내쉬어 주면 손의 따뜻한 기운이 코로 전달되어 코 건강에 도움이 됩니다.

2) 코 양쪽에는 영향혈迎香穴이라는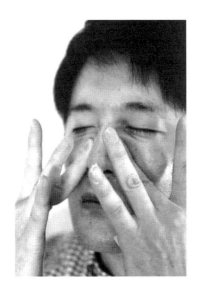
혈자리가 있는데 그 부위를 자
극해 주는 것도 코 건강에 도움
이 됩니다. 콧구멍 양쪽 눈동자
아래 있는 영향혈에 양손을 대
고 밀었다가 내렸다 하거나 양손
으로 양쪽 영향혈을 잡고 당겼다
놨다 하면 코 주변 림프액 흐름
이 원활해져 코피가 덜 날 수 있
습니다.

소아 보약 Q&A

원기는 인체의 생명 활동의 근간이 되는 기운으로 원기가 부족하면 항상 기운이 없고 매사가 귀찮고 피곤하며, 각 장부의 허약증세가 나타나거나, 면역력이 약화되어 감기에 자주 걸리게 됩니다. 보약은 이런 원기를 보충하면서도, 인체에 넘치는 부분을 덜어내어 신체 밸런스를 맞추게 하여 건강 유지를 돕는 약입니다.

흔히 보약이라고 하면 녹용이 든 탕약만을 생각하기 쉬우나, 한의학에서는 허한 증상을 진단할 때 '기氣, 혈血, 음陰, 양陽'을 나누어 진단합니다. 또한 진단에 따라 각 증상에서 부족한 부분을 채우는 '보기약', '보혈약', '보양약', '보음약'의 네 가지로 나누어 체질과 병증 상태에 따라 알맞은 약재를 조합해서 사용합니다.

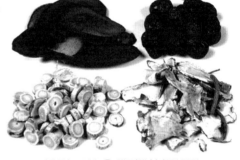

(좌상측부터) 녹용, 대조(대추), 황기, 당귀

보기약補氣藥

- 일반허약자, 만성 쇠약성 질환, 병증 이후 권태감을 호소할 경우에 기운을 보강하는 목적으로 보기약을 쓰게 됩니다. 일반적으로 대사 기능을 높여주며, 영양을 좋게 하고 조직 기능을 바로잡는 방향에서 사용합니다.
- 대표적인 한약재로 황기黃芪가 있습니다.
- 황기는 대표적 강장제로, 보기약의 대표주자입니다. 폐와 소화기 기운을 보충하여 다한증, 피부재생, 강장작용 등에 효과가 있습니다.

보혈약補血藥

- 각종 빈혈, 출혈성 질병(코피, 생리 과다, 위장관 출혈 등)에 혈액을 보충할 목적으로 보혈약을 사용합니다. 조혈기능을 강화하고 여성들 보약의 기본으로 많이 사용됩니다.
- 대표적인 한약재로 당귀當歸가 있습니다.
- 당귀는 따뜻한 성질의 약재로 맵고 달며, 혈액순환을 촉진시키고 혈액을 보충하는 기능이 있어 빈혈, 혈액과 관련된 질환에 다용합니다.

보음약補陰藥

- 발열 또는 구토와 설사 등으로 체액 손상이 일어나 상태, 진액이 말라 건조증 등이 나타나는 상태에 사용됩니다.
- 대표적인 한약재로 우리에게 친숙한 대조大棗(대추)가 있습니다.
- 대조는 약한 소화기능을 회복시키고 신경안정과 노화방지에 좋습

니다. 달고 진액을 보충하는 작용이 있어 신경이 예민한 사람, 마른 사람의 진액을 보충하는 데 사용됩니다.

보양약補陽藥

- 생식기능이 낮아진 상태, 일반 면역력이 낮아진 상태, 허리와 다리에 힘이 없는 상태 등의 병증에 사용됩니다. 보양약은 신장의 양기와 기운을 보강하여 면역력을 증강시키는 효과가 있습니다.
- 대표적인 약재로 녹용鹿茸이 있습니다.
- 녹용은 사슴의 뿔로 보약하면 대표적으로 연상되는 약재입니다. 사슴의 뿔은 1년 주기로 자라고 탈락했다가 재생되는데, 각종 아미노산 단백질, 성장인자 등이 녹용에 존재하는 것을 밝혀져 있습니다. 성장, 강장, 근골격계 강화, 호르몬 부족, 면역력 강화 등에 사용하게 됩니다.

.

여름철에는 보약을 먹지 말아야 하나요?

대부분의 사람들이 삼계탕이나 보신탕 같은 보양 음식을 자주 먹으면서 유독 여름철 보약에 대해서는 땀으로 약효가 배출된다는 잘못된 편견을 가지고 있습니다. 땀이란 몸의 열을 외부로 발산하여 주는 작용이고, 땀은 기본적으로 몸에 필요한 물질을 선별해 체내에 흡수하고 나머지 불필요한 물질은 배출시키는 과정이므로 땀을 통해서 유독 한약의 유효한 성분만 빠져나간다는 것은 잘못된 생각입니다.

어린 시기에 녹용을 먹게 되면 머리가 나빠지나요?

녹용은 원기를 보충하고 특히 정수精髓(정액이나, 뇌수, 골수, 척수 등)가 부족한 것을 보충해 주기 때문에 성장기 어린이에게는 매우 좋은 약이면서 성장발육이 늦은 어린이에게는 꼭 필요한 약이라고 할 수 있습니다. 한창 성장하는 어린이는 몸이 건강해야 뇌세포도 함께 발달할 수 있으므로 녹용을 먹으면 오히려 머리가 더 좋아질 수 있습니다.

보약을 먹으면 아이가 살이 찌지 않을까요?

한약 복용으로 아이가 살이 찌지 않을까 걱정하시는 부모님들이 많이 계십니다. 한약 자체로 살이 찌는 경우는 없습니다. 대신 보약을 먹으면서 몸 상태가 개선되면서 식욕이 좋아져 체중이 증가할 수 있습니다. 살이 찌는 것은 체질, 과식, 운동 부족, 잘못된 식습관 때문이지 절대로 보약 자체로 생기는 것은 아니니 걱정하지 않으셔도 됩니다.

한약 복용하면 간이 나빠지지 않나요?

모든 약(양약, 한약)은 독성을 가지고 있습니다. 이러한 약재들을 체질과 몸 상태에 따라 맞추어 진단하고 처방하는 것이 전문가들이 하는 일입니다. 일부 무자격자들에 의해서 환자 상태에 맞추지 않고 마구잡이로 조제되는 보약(개소주, 흑염소 등)이 부작용을 가져오는 경우들이 많았고 이런 것들 때문에 모든 한약이 간에 좋지 않은 것처럼 오해가 생겼습니다. 전문가에게 정확한 진단을 받아 약을 복용하신다면 걱정하지 않으셔도 되는 부분입니다. 오히려 간 질환을 치료하는 한약재들도 많이 있습니다.

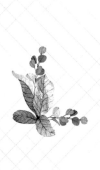

제4장

은근히 계속 신경 쓰이는 피부 질환

여드름에 운동을 하면 도움이 되나요?

건강 유지하는 데 있어서 적절한 운동이 필요하다는 것은 누구나 다 아는 사실입니다. 그래서 어떤 증상이든 불문하고 많은 사람들이 건강을 위해 자기만의 방식으로 운동을 합니다. 그런데 여드름에는 어떠할까요? 얼굴뿐 아니라 뒷목, 가슴, 등으로 발생하는 광범위한 여드름성 피부는 운동을 통해 땀으로 노폐물을 배출해야 좋아질 것 같고, 몸의 혈액순환도 좋아 도움이 될 것 같습니다.

여드름은 과다한 피지분비 때문에 발생하죠. 그냥 피지만 과다하게 모공에 쌓이면 좁쌀 여드름이라 부르는 화이트헤드나 블랙헤드가 생기고, 여드름균이 가세하여 염증을 만들면 화농성 여드름이 발생합니다. 그래서 보통 여드름이 발생한 분들은 피지를 제거하기 위한 치료를 받거나 제품을 사용하지요. 하지만 피지도 제 역할이 있습니다. 정상적인 피부에는 피지가 적당하게 분비가 되어 피부의 습도를 조절해 주는 역할을 합니다. 그래서 여드름을 관리하기 위해 피지를 과하게 제거한다면 피부가 건조해져 결국 피부가 예민해지고 각질, 가려움, 홍조 등을 동반한 피부 질환이 잘 발생할 수 있기 때문에 피지만 제거한다고 문제가 해결되긴 어렵습니다. 피지분비를 적절히 조절하는 것이 중요한 것입니다.

　그렇다면 본론으로 돌아와, 운동을 하면 여드름을 완화하는 데 도움이 될까요? 답은 '운동의 강도에 따라 다를 수 있다' 입니다. 피부 온도가 올라가면 피지 분비량이 늘어납니다. 그래서 고강도의 운동을 하면 피부 온도가 급격히 상승해 피지분비량 또한 급격하게 많아져 모공에서 잘 배출이 되지 않을 수 있고 그로 인해 여드름이 발생할 확률이 높아집니다. 그래서 고강도의 운동은 여드름성 피부에 좋지 않습니다.

　요즘엔 피트니스 센터에서 운동하는 사람이 많습니다. 피트니스 센터는 다른 실내스포츠센터와 마찬가지로 여러 사람이 호흡하며 고강도의 운동을 하는 공간이라 습한 환경이 조성됩니다. 땀 배출에는 용이할 수 있으나 그만큼 세균번식에 유리하고, 또 쓰는 기구가 공용이기 때문에 세균에 접촉할 기회가 많습니다. 그런 환경에서 누워서 혹은 엎드려서 고강도 운동을 하면 땀 배출이 많은 등과 가슴에 세균이 잘 번식하는 환경이 만들어져 염증성 여드름이 잘 발생합니다.

　만약 운동을 통해 땀과 함께 피지와 같은 노폐물을 피부에서 내보내고자 한다면 저강도의 운동을 통해 체온이 천천히 올라가게 하여 땀 분비가 원활히 일어나도록 해야 합니다. 그래서 반신욕이나 족욕과 같은 방법이 여드름뿐 아니라 순환이 좋지 않아 노폐물 배출이 잘되지 않는 피부 질환에 도움이 될 수 있습니다. 천천히 체온을 올리는 것이 그 요지라고 볼 수 있겠지요. 만약 고강도의 운동을 해야 한다면 피부 온도를 낮춰줄 수 있게 시원한 물로 적신 수건을 틈틈이 사용하는 것이 좋습니다. 운동 직후에는 꼭 샤워해야 하겠지요.

한의학적 관점에서 여드름이 발생하는 것은 몸의 건강 이상 상황이 겉으로 나타나는 신호입니다. 특히 등이나 가슴과 같이 얼굴이 아닌 다른 곳에 발생할수록 '정기', 즉 면역력이 약해진 상황으로 봅니다. 그래서 한의학에서는 먼

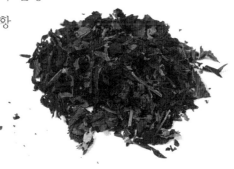
자소엽(깻잎)

저 '정기'의 근본이 되는 '위기', 즉 소화기능과 관련된 증상이 있는지 살펴봅니다. 현대인들의 식단은 기름지고 자극적인 음식 위주이기 때문에 소화기능에 부담을 주어 대소변의 배출에 문제를 일으키기 쉽습니다. 제대로 배출되지 못한 노폐물은 몸 여기저기 염증이 잘 발생할 수 있는 환경을 조성하며 면역력을 저하시킬 수 있습니다.

그렇기 때문에 여드름성 피부가 잘 낫지 않고 재발한다면 평소 식사에 식이섬유가 풍부한 채소와 과일 등을 섭취하는 등의 식단조절을 해야 합니다. 소화기에 도움이 되는 식용 약재로는 깻잎과 생강이 있습니다. 깻잎은 한의학에서 '자소엽'이라는 이름으로 약재로 사용합니다. 깻잎은 소화기능을 도와주고 면역력을 올려주는 효과가 있으며 요즘에는 기능성 피부 제품의 성분으로도 쓰이곤 합니다. 생강은 너무나 유명하지요. 감기나 소화불량과 같은 문제에 거의 빠짐없이 사용되는 식용 약재입니다. 이런 음식들을 꾸준히 드셔서 면역력을 키우고 몸에 염증이

잘 생기지 않도록 관리하는 것이 도움이 됩니다. 만약 이러한 관리에도 잘 낫지 않는다면 전문적인 병의원에서 치료 받는 것이 좋겠지요.

건강을 위한 운동도 좋지만, 상세한 내용에 대한 고민 없이 어떤 방법이 좋다 하여 무턱대고 하다 보면 갖고 있는 증상이 더 악화될 수도 있으니, 전문가와 상담을 통해 도움이 되는 방법을 찾아가는 것이 좋겠습니다.

얼굴이 원래 붉지 않았는데,
안면홍조가 생겼어요.
겨울이라 그런 걸까요?

부끄럽거나 화가 날 때 유난히 얼굴이 붉어지는 사람이 있습니다. 우리 주변에 그런 사람이 있으면 '홍당무'라고 놀리기도 하지요. 이렇게 얼굴이 붉어지는 증상을 의학적인 용어로는 안면홍조라고 부릅니다.

안면홍조는 피부가 희고 얇으며 머리로 혈액이 잘 올라가고 흥분을 잘하는 성격의 사람에게 잘 나타나며, 건강한 사람에게도 일시적으로 나타났다가 금방 사라집니다. 그런데 안면홍조가 오랜 기간 지속되며 안 없어지거나, 얼굴이 원래 붉지 않았는데 어느 순간부터 얼굴이 붉어지는 증상이 생긴다면 이것은 병적인 안면홍조로 내 몸의 건강 이상 신호일 수 있습니다.

안면홍조는 얼굴의 모세혈관이 확장되어 혈액이 몰린 것인데, 교감신경이 흥분하여 나타나는 현상입니다. 그래서 감정 변화, 온도 변화 때문에 교감신경이 흥분하여 얼굴이 붉어지는 것입니다. 그런데 건강 이상으로 인해서도 교감신경이 흥분되어 안면홍조가 생길 수 있는데, 이럴 때는 안면홍조와 동반하여 열감이 지속적으로 오르거나 피부가 민감해지고, 두통, 어지러움 등 머리 쪽 증상이 함께 나타납니다. 심해지면 가슴이 두근거리거나 답답하며 소화불량, 월경불순, 수족냉증 등의 문제도 발생하게 됩니다. 한의학에선 이를 '상열하한', 즉 위는 뜨겁고 아래는 차가운 현상이라고 봅니다.

다른 증상이 없이 안면홍조만 있더라도 추후 다른 문제가 생길 수 있습니다. 병적인 안면홍조를 그냥 방치하게 되면 피부가 점점 예민해져 뾰루지가 발생하거나 피부가 가렵고 따가운 것이 지속되는 등의 증상이 생겨 피부염으로 발전할 수 있기 때문에, 아직 증상이 심하지 않았을 때 적절히 처치해야 합니다.

일상생활에서 안면홍조를 관리하는 방법 중 가장 중요한 것은 올바른 수면습관입니다. 잠을 잘 잘수록 상열 증상이 완화되어 자연스럽게 하한 증상도 나아질 수 있습니다. 잠을 잘 자고 일어났을 때 눈이 덜 충혈되는 것을 떠올려 보면 이해하기 쉽습니다. 규칙적인 시간에 잠들어 밤 10시에서 새벽 2시에는 잠이 든 상태여야 하며, 하루 7시간 정도 수면을 취해야 합니다.

홍조에 도움이 되는 식용 약재로는 계피를 꼽을 수 있습니다. 계피는 위로 치받아 오르는 '상기', '상충' 증상을 완화할 수 있기 때문에 안면홍조에 도움이 됩니다. 따뜻한 성질을 지니고 있어 몸이 차거나 면역력이 약한 분들에게 잘 맞습니다. 따뜻한 성질을 지닌 대추 또한 몸의 긴장도를 낮춰줘 감정 홍조 등이 있는 사람의 홍조에 도움이 되며, 계피와 함께 차로 끓여 마시기에도 맛이 좋습니다.

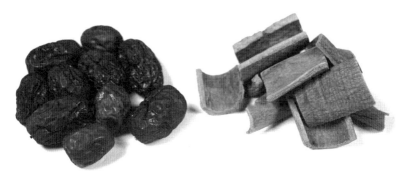

대추, 계피

 자극적인 음식, 특히 매운 음식은 당연히 조심해야 합니다. 코로나 시국으로 집에만 있으면서 자극적인 음식을 배달시켜 먹는 사람이 많은데, 자극적인 음식은 얼굴을 뜨겁게 만들기 때문에 안면홍조에 좋지 않습니다. 이런 식습관이 지속되면 소화기관의 기능도 안 좋아지는데, 매운 음식은 장 내벽을 자극해 영양소 흡수와 노폐물 배출을 방해해 면역력을 저하시킬 수 있습니다.

 한의학에는 치미병이라는 말이 있습니다. 아직 병이 들지 않았을 때 치료한다는 뜻입니다. 안면홍조와 같이 새로 발생한 우리 몸의 이상 신호를 미리 감지하고 적절히 처치한다면 밝은 얼굴과 함께 건강한 삶을 유지할 수 있습니다.

여드름 흉터 관리는
어떻게 하는 게 좋을까요?

분화구처럼 우둘투둘해진 피부를 매끈하게 바꾸고 싶은 마음, 여드름 흉터를 갖고 계신 분들의 고민거리일 텐데요. 여드름 흉터, 도대체 왜 생기는 것일까요?

여드름 흉터는 여드름이 발생했을 때 적절한 조치를 취하지 않아 발생합니다. 불결한 손으로 여드름을 건드리거나 농이 제대로 배출이 안되는 등등 여러 부적절한 자극으로 인해 큰 염증이 발생하게 되는 것이 시작입니다. 크게 발생한 염증은 터지고 난 후 착색이 남을 수 있는데, 이 부분이 제대로 회복되지 않아 여드름 흉터로 진행됩니다. 또한 흉터뿐 아니라 모공도 늘어지게 되고 보기 좋지 않은 상태가 오랜 시간에 걸쳐 굳어지게 됩니다. 그래서 여드름, 특히 염증성 여드름이 발생했을 때는 흉터의 위험 때문에 피부 전문 병의원에서 전문적으로 압출을 받는 것이 좋습니다.

여드름을 압출한 후 흉터로

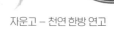

자운고 – 천연 한방 연고

진행되지 않도록 하려면 피부에 손상을 줄 수 있는 기초화장품과 같은 제품들은 모두 피하시는 것이 좋습니다. 평소 쓰던 제품이라도 압출한 부위에는 자극이 될 수 있기 때문입니다. 그리고 압출 후 착색이 남은 부위에 '자운고'와 같은 천연 한방 연고를 꾸준히 바르는 것이 좋습니다. '자운고'는 한약으로 제조한 연고인데, 성질이 순하고 부작용이 적어 아이들의 피부 질환에 많이 사용하며, 립밤으로도 쓸 수 있는 착한 연고입니다. 이와 같은 연고를 꾸준히 발라준다면 압출 부위에 새살이 차오르며 착색도 옅어질 수 있습니다.

만약 여드름 흉터로 이미 진행되었다면 어떻게 치료할까요? 파인 구덩이에 흙을 메우듯, 파인 흉터엔 새살을 채워야 하겠지요. 새살을 채우기 위해, 흉터가 있는 피부 면에 적절한 자극을 주는 이른바 '상처치유기전'을 이용한 시술을 합니다. '상처치유기전'이란 무엇일까요? 상처가 났을 때 딱지가 앉았다가 다시 새살이 돋은 경험 다들 있으시지요. 그때 제대로 새살이 차오르지 않으면 흉터로 남게 되는데, 흉터 위에 적절하게 자극을 주어 새살이 더욱 잘 차오르게끔 하는 것이 상처치유기전입니다.

하지만 시술이 아무리 훌륭해도 피부의 회복력이 받쳐주지 못하면 새살이 잘 돋지 않겠지요. 한의학에서는 '기'와 '혈'이 충분해야 몸이 잘 회복된다고 보았습니다. 자극적이지 않고 소화가 잘되는 음식을 섭취하여 기혈을 기르는 것이 병으로부터 회복되는데 필수적이라고 인식했고, 실제로 소화력이 좋은 만큼 피부가 회복이 잘 됩니다. 반대로 매운 음식이나 음주를 좋아하는 분들은 흉터가 회복도 안 될뿐더러 여드름이 꾸준히 발생합니다.

또, 수면을 충분히 규칙적으로 잘 취해야 하는데, 잠을 늦게 자거나 적게 잘수록 기혈이 소모된다고 보았고, 특히 머리 쪽의 문제가 잘 생긴다고 보았습니다. 미인은 잠꾸러기라는 말이 있듯 잠을 규칙적으로 충분히 자야 신체 곳곳을 재생, 회복시키는 호르몬이 활성화가 되어 피부에 잡티나 여드름 같은 것들이 잘 생기지 않듯이 올바른 수면습관은 중요합니다.

거울을 볼 때마다 속상한 여드름 흉터. 피부뿐 아니라 몸의 건강까지 살펴 잘 치료받고 관리한다면 매끈한 피부로 다시 태어날 수 있습니다. 더 이상 미루지 말고 치료 받으시면 좋겠습니다.

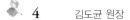
피부가 붉고 따가워요,
지루성 피부염 어떻게 치료할까요?

지루성 피부염이란 뭘까요? 많은 사람들이 '피지가 많이 분비되어 발생하는 피부염'이라고 알고 계시지만, 요즘 지루성 피부염이라고 하는 것은 '각질과 붉은 증상이 나타나는 특징을 갖는 2~3개월 이상 지속되는 피부염'이라 할 수 있습니다. 쉽게 말해 피부가 예민한 것이지요. 일반적으로 가벼운 가려움, 붉은 증상과 같은 접촉성피부염이나 갑작스러운 두드러기 정도였던 증상이 적절한 관리를 하지 못해 악화되어 발생하는 것을 지루성 피부염이라고 합니다. 새로 산 화장품을 사용한 후 얼굴이 붉고 가려운데 더운 곳에서 일하느라 1~2달 동안 피부가 더 덧나고 안 낫는다거나, 과음한 후 두드러기가 발생해 가려워서 연고를 발랐는데 도리어 더 가렵고 각질이 발생하여 몇 달 동안이나 지속되는 경우 등 지루성 피부염은 여러 상황에서 발생할 수 있습니다.

지루성 피부염은 발생한 지 오래된 상태이기 때문에 치료와 관리를 꾸준히 해야 합니다. 발생한 지 오래된 질환은 그만큼 회복 기간도 긴 편입니다. 그래서 인내심을 갖고 천천히 꾸준히 관리해야 합니다. 하지만 보통의 사람들은 빠른 호전을 원하기 때문에, 강한 자극을 줄 수 있는 치료와 관리를 하곤 하는데, 그중 지루성 피부염을 앓는 사람들이 흔히 하는 대표적인 실수로 '각질 제거'를 꼽을 수 있습니다.

지루성 피부염이 있을 때 우리 피부는 외부의 자극으로부터 예민해진 피부를 보호하기 위해 열심히 표피를 만듭니다. 다만 이미 피부기능이 비정상적인 상황이기 때문에 만들어진 표피가 가루처럼 떨어지거나 과하게 만들어져 딱지가 앉기도 합니다. 이것은 그래도 피부가 스스로 회복하려는 과정에서 나타나는 현상이라고 볼 수 있는데, 도리어 이를 제거하게 되면 피부를 지켜주는 방벽이 제거되어 피부를 지킬 수가 없고, 또한 각질을 제거하는 과정에서 피부에 자극을 주어 증상이 더 심하게 나타날 수 있습니다. 게다가 이러한 현상은 자꾸 재발하기 때문에, 자주 제거하게 되어 피부는 점점 더 예민해져 지루성 피부염이 더 악화됩니다.

그렇다면 어떻게 해야 할까요? 장염에 걸렸을 때 따뜻한 죽을 먹듯이, 지루성 피부염에는 자극성이 적은 순한 연고나 기초화장품을 바르는 것이 좋습니다. 각질이 생기면 연고, 제품 등으로 각질을 눌러주면서 바르는 것이 도움이 되고, 각질이 저절로 떨어지기까지 건드리지 않아야 합니다. 진물이 났다가 딱지가 생겨서 보기 좋지 않아도 인내심을 갖고 피부 진정에 힘써야 합니다. 병의원에서 취급하는 연고 및 제품을 쓰는 것이 안전하단 것은 두말할 필요도 없겠지요.

한의학적인 관점에서, 지루성 피부염은 머리와 가슴부위로 열이 집중되는 '상열' 증상과 연관이 있습니다. 말 그대로 머리와 가슴부위가 열이 올라서 온도가 높고 붉어지는 것입니다. 경우에 따라서는 두통, 현훈,

불면, 가슴 두근거림, 소화불량 등 다양한 오장육부의 증상이 함께 나타나기도 합니다. 이렇게 상열 증상이 있다면 외부의 열 자극처럼 몸 내부의 온도 상승 때문에 지루성 피부염과 같은 만성 질환은 잘 낫지 않는데요. 그래서 상열 증상을 유발하는 오장육부의 기능 문제를 체크한 후 함께 치료해야 합니다.

최근 지루성 피부염을 가진 현대인들의 오장육부 문제로는 심장과 간의 기능문제를 들 수 있는데, 스트레스가 많고 신체활동량이 적은 생활습관의 문제로 인해 심장, 간의 순환이 저하되어 상열 증상을 만드는 경우가 많습니다. 한의학에서는 '심주혈心主血', '간장혈肝藏血'이라 하여 혈액 및 영양분을 순환시키고 관리하는 중요한 장기인데, 이 기능들에 문제가 생기면 혈의 순환이 비정상적으로 변해 상열 증상을 일으킨다고 보았습니다.

그렇기 때문에 평소 생활습관 속에서 혈의 순환을 정상화하여 상열 증상을 완화할 수 있도록 적절한 관리가 필수입니다. 규칙적인 수면을 통해 과열된 심기를 차분하게 해주고, 수면 시간 동안 간에서 혈이 해독될 수 있도록 관리해야 합니다. 또한 매운 음식과 같이 자극적인 음식으로 심, 간에 무리를 주는 것은 피해야 합니다. 무리한 운동이나 사우나 등 얼굴에 열감을 조성할 수 있는 환경은 피해 주는 것이 좋고, 열이 오를 때 시원한 물로 적신 수건을 얼굴 위에 얹어주는 것이 도움이 될 수 있습니다. 그렇게 하더라도 증상이 너무 오래되었다면 관리만으로는 증상을 완화시키기 부족할 수 있습니다. 그럴 때는 가까운 한의원에 내원하여 한의사의 진단과 치료를 받는 것이 적절합니다.

요즘 질환에는 완치가 없다고 하죠. 지루성 피부염이야말로 그러한 말이 잘 어울리는 피부 질환입니다. 지루성 피부염이 오래된 증상을 조건으로 하는 예민한 질환인 만큼 급격한 완치를 위한 강한 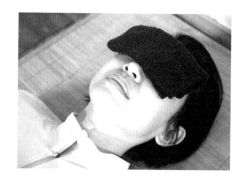 치료는 좋지 않습니다. 기본에 충실하여 상황에 맞는 적절한 치료와 관리를 꾸준히 하는 것이 안전하고 빠른 길이라 할 수 있겠습니다.

이마가 점점 넓어져요… 탈모 예방

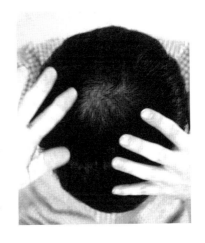

　현대 사회로 접어들며 외모란 더 이상 선택이 아닌 경쟁의 필수적인 요소로 자리 잡은 지 오래됐습니다. 과거엔 외모 가꾸기란 여성의 전유물이라 생각되는 경우가 대부분이었지만 이젠 남성의 외모 관리도 못지 않게 중요해졌습니다. 하지만 아무리 열심히 외모를 관리해도 탈모가 있다면 이를 극복하기는 쉽지 않습니다. 남자의 스타일링 중 머리가 차지하는 부분이 매우 크기 때문입니다. 탈모는 한번 오면 머리 심기, 약물 복용 등으로 어느 정도 관리는 할 수 있겠지만 근본적으로 치료는 어렵습니다. 때문에 탈모를 미리 예방하는 것이 무엇보다 중요할 것입니다.

　탈모는 기본적으로 유전의 영향을 많이 받지만 절대적이진 않습니다. 생활습관 개선을 통해 관리한다면 충분히 예방할 수 있습니다. 탈모 예방 첫걸음은 식습관입니다. 1일 3식, 정해진 시간에 균형 잡힌 식사를 하는 규칙적인 식생활습관은 탈모뿐만 아니라 우리 몸을 건강하게 하는 데 아무리 중요함을 강조해도 지나치지 않습니다. 또 모발에 좋은 음식을 의식해서 먹는 것이 좋습니다. 검은 콩 같은 식물성 단백질 위주의 식사가 좋고 반대로 기름진 고기 등은 가급적 피하는 것이 좋습니다. 과음이나 흡연은 반드시 삼가야 할 것입니다.

두 번째는 생활습관 개선입니다. 염색이나 파마 등 두피를 손상시키는 스타일링은 가급적 피하시고 샴푸는 저녁에 하는 것이 좋습니다. 아침 샴푸는 머리를 보호하는 유분을 씻겨내기 때문에 자외선에 의해 두피가 손상 받기 쉽습니다. 꾸준한 운동으로 혈액순환을 촉진시키고 충분한 휴식, 수면으로 컨디션 관리에 신경 써야 할 것입니다. 또한 꾸준히 두피 영양제나 두피 마사지를 시행함으로써 두피 쪽의 순환을 원활하게 하는 것이 중요합니다.

세 번째는 스트레스 관리입니다. 스트레스야말로 탈모의 제1원인으로, 이를 완전히 없애기는 힘들지만 관리를 통해 줄일 수 있습니다. 육체는 정신을 담는 그릇이라 했습니다. 그릇이 튼튼해야 그 안에 있는 내용물도 온전할 수 있듯이 육체를 충분히 단련해야 정신도 건강해질 수 있습니다. 육체를 단련하고 충분한 휴식을 취해준다면 스트레스 또한 많이 줄어들 것입니다.

마지막으로 탈모에 있어서 결정적인 영향을 미치는 것은 두피열입니다. 두피열은 두피를 발적시키고, 모공을 벌어지게 합니다. 열이 오르면 세포 대사가 빨라져 모발의 생존주기가 짧아져 탈모로 이어집니다.

이러한 두피열을 가진 사람들은 대부분 상열하한증인 경우가 많습니다. 인체에서 상하 기의 대류 현상이 원활하게 이루어지기 위해서는 머리는 차갑고, 아래는 따뜻해야 합니다. 찬 기운은 아래로 내려가려는 성질이고 따뜻한 기운은 위로 올라가려는 성질이기 때문에 위가 차가워야 기가 아래로 내려가고 아래가 따뜻해야 기가 위로 올라가 순환이 이루어집니다. 하지만 상열하한증은 말 그대로 상열上熱, 위는 뜨겁고 하한下寒, 아래는 차갑기 때문에 서로 기운의 순환이 이루어지지 않습니다. 이로 인해 탈모 말고도 수족냉증, 조열증 등 많은 병의 근간이 되곤 합니다. 이런 상열하한증을 예방하고 치료하는 가장 좋은 방법은 반신욕입니다. 반신욕을 통해 머리는 차갑고 하체는 따뜻하게 하여 기의 순환을 바로 잡아주면 탈모를 예방하는 데 유의미한 효과가 있습니다. 탈모만 예방할 뿐만 아니라 여성들의 갱년기 증상, 수족냉증, 소화불량 등 많은 병에도 효과가 매우 좋습니다. 이렇게 몸에 이로운 반신욕, 매일 30분간 하는 습관을 가져보시는 건 어떠신지요?

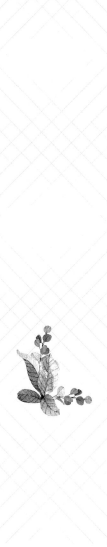

제5장

욱신욱신 뻐근하게 몸 아프기 전에

골프 치기 전 몸만들기,
골프 근육·관절 만드는 법

'대한골프협회Korea Golf Association'는 '한국골프지표'를 통해, 2017년 기준, 골프를 한 번 이상 쳐본 인구가 약 760만 명이라고 밝혔습니다. 우리나라 인구를 비교해 보면, 대략 1/6의 인구가 골프를 즐기고 있습니다.

이런 이유로 한의원에는 골프로 인한 각종 관절 통증 등을 호소하는 분들이 늘어나고 있습니다. 3월부터 11월까지 이어지는 소위 '골프 시즌'에는 허리통증, 손목염좌, 골프엘보 등으로 내원하시는 분들이 매우 많습니다. 최근에는 비시즌인 겨울철에도 해외 골프 여행을 대비한 몸만들기 차원에서 한의원을 내원하시는 분들이 있을 정도입니다.

골프는 몸 관리를 어떻게 하느냐에 따라 스코어에 영향을 많이 미치는 운동 종목입니다. 허리의 유연성이 떨어져서, 팔꿈치에 통증이 생겨서 등등의 이유로 본인의 실력을 100% 발휘하지 못하는 경우가 허다합니다.

이제, 집에서 관리하는 스트레칭과 관절 관리요법으로 골프 스코어를 줄일 수 있는 방법을 소개해 드리겠습니다.

1. 골프는 허리 유연성이 최고 중요하지!

골프는 결국 몸통 회전이 어떻게 이루어지느냐에 따라 그 결과가 달라지게 됩니다. 허리의 유연성이 중요한 이유는 이 때문입니다.

– 허리 회전 스트레칭
- 먼저 양발을 어깨너비만큼 벌리거나 의자에 편안하게 앉습니다.
- 그다음 팔짱을 살며시 낍니다.
- 팔짱을 낀 상태에서 몸통을 우측으로 90도 틀어서 스트레칭을 합니다. 이때 우측 손으로 좌측 팔을 잡아당기듯이 힘을 주면서 최대한 회전을 유지합니다. 이때 고개의 방향은 최대한 좌측으로 돌립니다.
- 돌린 상태에서 천천히 호흡을 내쉬면서 10초를 마음속으로 헤아립니다.
- 같은 방법으로 우측으로 돌리는 동작을 시행합니다.
- 이 동작을 최소 10회 이상 반복합니다.

2. 허벅지 강화 운동으로 비거리를 늘리자

하체 운동의 중요성은 두말이 필요 없습니다. 더군다나 골프의 경우에는 허벅지의 단련도에 따라 비거리뿐만 아니라, 샷의 안정성도 확보

됩니다. 짧은 시간에 허벅지를 강화할 수 있는 운동법을 알려드리겠습니다.

- 허벅지 강화 운동
  - 양측 발을 자연스럽게 벌린 다음, 무릎을 살짝 내립니다 (스쿼트 자세).
  - 먼저 우측 무릎만 더 굽혀서 무릎을 꿇는 자세를 취합니다. 이때 무릎은 바닥에 닿을 듯 말 듯한 정도로 내리는 것이 좋습니다.
  - 반대로 좌측 무릎도 같은 방법으로 1회를 합니다.
  - 이 동작을 하루 최소 20회씩 3세트 하는 것이 좋습니다.

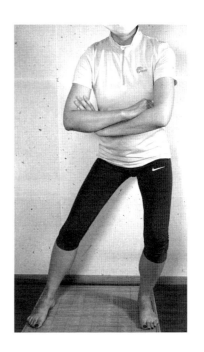

3. 햄스트링부터 아킬레스건까지 당겨, 당겨

실제로 해보면 그 결과가 꽤 좋고, 재미납니다. 햄스트링 및 아킬레스건 스트레칭을 주욱, 주욱 당겨주기만 해도, 당장 비거리가 10m 정도 더 나가는 것을 발견할 수 있습니다.

- 햄스트링, 아킬레스건 스트레칭
  - 똑바로 선 채로 좌측 발은 50㎝ 정도 앞으로 내딛습니다.

- 이 상태에서 허리를 편 채로 좌측 무릎을 천천히 굽힙니다.

- 우측 무릎 뒷면이 당기기 시작할 것입니다. 이때 허용되는 최대치까지 굽혀줍니다. 최소 10초 이상 스트레칭 상태를 유지해 줍니다.

- 반대로 우측 발을 50㎝ 정도 앞으로 내딛습니다. 같은 방법으로 스트레칭을 해줍니다.

- 익숙해지면 보폭을 넓혀나갑니다. 60, 70… 100㎝까지 스트레칭을 해주면 좋습니다.

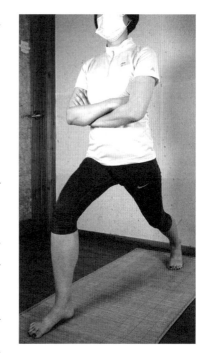

- 이 방법은 골프를 안 칠 때도 집에서 반복해 주면 좋고, 골프 연습장에서 시작하기 전, 라운딩 전에도 반드시 해주는 것이 부상 방지 및 스코어 향상에 좋습니다.

한의원에서 진료하다 보면, 골프를 무리하게 친 결과 다쳐서 오는 부위 1, 2위가 팔꿈치와 손목입니다. 팔꿈치와 손목은 한번 다치면 골프 치는데 매우 나쁜 영향을 미칠 뿐 아니라, 회복기간도 3~8주 정도로 매우 긴 편이기 때문에, 평소에 관리가 매우 중요합니다.

4. 팔꿈치(엘보)··· 다 이유가 있어서 온다

팔꿈치나 손목을 다쳐서 오시는 환자분들의 경우 몇 가지 사항을 체크해 보는 것이 좋습니다.

1) 드라이버 샤프트가 나에게 맞지 않는 것은 아닐까?

팔꿈치나 손목 관절의 통증은 무리하고 반복된 골프 스윙 때문에 옵니다. 특히 무리한 드라이버 연습 때문에 오는 경우가 많은데, 샤프트가 본인의 근골격의 충실도, 스윙 스피드, 자세 등에 맞지 않는 경우에 많습니다. 팔꿈치나 손목에 잦은 부상이 오는 경우는 샤프트의 강도를 한 단계 정도 낮춰서 부드럽게 스윙하는 것도 한 방법이 됩니다.

2) 팔꿈치의 부상 부위에 따라 나쁜 스윙 습관이 예측되기도 합니다.

예를 들어 좌측 바깥쪽 팔꿈치에 통증이 오는 경우, 스윙 자세에 문제가 있는 경우보다는 반복적인 드라이버 스윙 연습이나 스윙의 궤도가 약간 어퍼스윙이 된 경우가 많습니다. 우측 안쪽 팔꿈치가 아픈 경우도 있는데 이런 경우는 보통 볼을 찍어 치는 습관이 있거나 잦은 뒤땅을 치는 경우에 발생하기도 합니다.

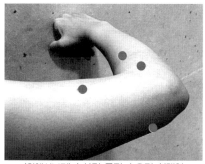

3) 팔꿈치 관절에 좋은 치료혈 수삼리手三里, 수오리手五里, 곡지曲池, 소해少海, 청령연清冷淵은 팔꿈치 주변에 분포하

(위에서부터) 수삼리, 곡지, 수오리, 청령연

고, 골프 스윙 시에 관여하는 근
육과 인대 주변에 있는 혈자리입
니다. 보통 한의원에서 치료할 때
사용되는 혈자리지만, 집에서 가
볍게 마사지를 하거나 찜질을 하
는 것도 팔꿈치 관절에 좋습니다.
특히 골프 연습을 한 다음에는 반
드시 이 혈자리들을 손가락을 이

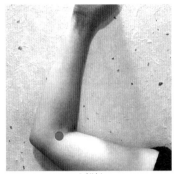

소해혈

용해 빙글빙글 돌리면서 가볍게 20회 정도 풀어주는 것이 좋습니
다.

5. 손목 관절 통증은 매일 손목 마사지로 예방을… 손목 관절 주변 혈자리

손목 주변에는 손목의 가동을 결정하는 인대에 영향을 미치는 혈자리
가 매우 다양하게 있습니다. 특히 손목 라인상에 분포하는 태연太淵, 대
릉大陵, 신문神門, 양곡陽谷, 양지陽池, 양계陽谿혈은 손목 내측에 3개, 바깥 측
에 3개씩 분포하며, 수시로 마사지를 해주면 손목 부상 방지에 도움이
됩니다.

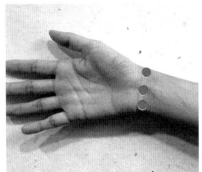
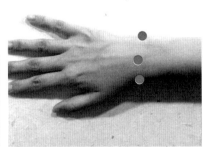

(위에서부터) 태연, 대릉, 신문혈   (위에서부터) 양곡, 양지, 양계혈

우리는 TV에서 프로야구 투수가 전력을 다해 투구한 후, 어깨에 아이싱하고 쉬는 장면을 종종 봅니다. 또한, 축구선수들이 경기가 끝난 후에도 회복훈련을 하는 경우를 봅니다. 이런 모든 행위들은 운동 시에 필요한 근육과 인대를 평소의 정상상태로 유지하고자 하는 노력입니다. 골프에 필요한 관절과 인대… 우리가 보호해 줘야 합니다.

오십견 예방 운동법

산책하다 보면 마을 입구 공원에 운동기구들이 주욱 들어선 것을 볼 수 있습니다. 최근 우리나라도 생활체육 증진에 발맞춰 공원에 이렇게 운동기구들을 구비해 놓아서 시민들이 자유롭게 이용하게 되어 있는 곳이 많습니다.

그중 눈에 띄는 기구가 하나 있는데, 그것은 바로 오십견을 예방, 치료하는 기구입니다. 마치 자전거 바퀴처럼 생겨서 손잡이를 잡고 돌리면 어깨 관절 운동에 도움이 되도록 고안된 장비입니다.

오십견 예방 및 치료에 관한 운동법은 다양합니다. 그중 일상생활에서 오십견 운동을 쉽게 할 수 있는 방법을 소개하도록 하겠습니다.

첫 번째, 똑같은 동작이라도 속도의 부하에 따라 어깨에 미치는 영향은 크게 다릅니다. 오십견의 경우 회전근 주변의 근육이 파열, 유착 등에 의해서 뭉쳐있는 경우가 많습니다. 이때 갑자기 빠른 회전운동을 하거나 무거운 것을 들게 되면, 그 증상이 더욱 악화됩니다. 하지만 천천히 맨손으로 가볍게 돌리는 운동을 꾸준히 하게 되면 어깨 관절의 뭉침이 서서히 풀리게 됩니다. 예를 들면, 야구공을 던지거나, 배드민턴, 골프 스윙 등은 빠른 회전을 하는 운동이기 때문에 오십견에 매우 안 좋은 운동입니다. 하지만 맨손으로 팔을 천천히 돌리면 어깨 관절이 부드러워지는 것을 느낄 수 있습니다.

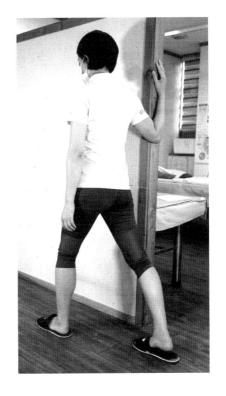

　　오십견은 동결견Frozen shoulder이라고 불리기도 합니다. 즉, 오십견은 따뜻한 찜질을 해주면 훨씬 부드러워지는 것을 느낍니다. 저녁에 취침하기 전에 따뜻한 찜질을 매일 20분 정도 하는 습관을 갖는 것도 오십견 예방에 도움이 됩니다.

　　한의학의 침술은 굳은 관절과 근육을 풀어주는 데 매우 효과적인 도구입니다. 심각한 근육 파열을 동반하지 않는 경우에 더욱 효과적인데, 오십견 초기 증상으로 판단되면, 가까운 한의원으로 고고!

이완요법과 추나치료

한의약 치료 중 추나치료가 건강보험이 적용됨에 따라 환자분들에게 많은 호응을 받고 있습니다. 실제로 추나치료는 근골격계의 문제를 해결하는 데 있어서, 척추와 주변 연부조직을 교정, 이완함으로써 큰 효과를 보입니다.

하지만 추나치료가 단순히 목디스크, 허리 척추 교정 등 근골격계 질환에 한정된 치료는 아닙니다. 추나치료는 전반적인 근막을 이완함으로

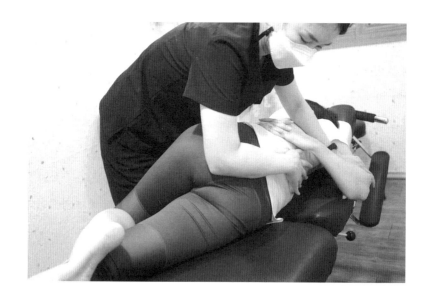

써, 피로 회복, 스트레스를 해소하고 긴장감을 낮추며, 두통, 어지럼증, 소화계 질환, 불면증 개선 등 자율신경조절에 큰 효과를 보일 수 있습니다.

저는 추나치료의 이런 자율신경조절 효과를 "추나치료의 덤"이라고 말씀드립니다. 하지만 이러한 자율신경조절 효과는 의학적인 바탕에 근거합니다.

'이완요법'이라는 치료법이 있습니다. 정신적 긴장이 근육의 긴장을 가져오기도 하고, 반대로 근육의 긴장을 특정한 방법으로 이완시킴으로써 정신적 긴장을 풀고자 하는 정신요법의 일종입니다. 대표적으로 슐츠J. H. Schultz의 자율훈련법, 야콥슨E. J. Jacobson의 점진적 이완법 등이 정신요법으로 유명한데, 심신증의 치료, 일반인의 스트레스 해소, 정신통일 등에 널리 응용되고 있습니다.

추나치료와 결부시켜 설명하면, 추나치료로 해당 경혈의 긴장도를 풀어주면, 자율신경조절 문제를 해결함으로써 여러 질환을 치료할 수 있다는 것입니다.

실제로 과도한 업무, 혹은 평소에 예민한 성격으로 뒷목이 뻣뻣하고, 어깨 뭉침이 심하며, 불면증, 만성 두통이 있는 환자들에게 경추의 근막이완 추나요법을 시행하면, 척추를 바로 잡아주는 것은 물론이요, 덤으로 만성 피로감이나 두통, 불면증 증상이 호전되었다고 하는 환자분들을 쉽게 봅니다.

추나요법으로 실제로 임상에서 많이 고치는 자율신경계 질환을 살펴보면, 만성두통, 어지럼증, 소화불량, 불면증, 변비, 불안감, 안과 질환, 이명 등 매우 다양합니다.

추나치료를 통한 이완요법, 가까운 한의원에서 한번 경험해 보세요.

골골한 당신을 위한 골다공증 예방법

자그마한 동네 한의원 운영을 하다 보니 찾아오시는 환자분 중에는 중년, 노년의 인생 선배분들이 많습니다. 그중 단골로 거의 매일 오시는 어머님 한 분이 계셨는데 어느 순간부터 안 보이기 시작하더군요. 안 오시게끔 한 일도 없었는데 안 보이셔서 걱정이 많이 되었고 그러다가 1주일 후쯤 한의원으로 어머니께서 전화를 하셨습니다.

"원장님, 미안해! 내 뼈에 구멍이 많이 나서 수술하러 왔어."

알고 보니 어머님께서 고관절 부위에 심한 골다공증이 있었는데 댁에서 일하시다가 삐끗하여 넘어진 것이 고관절 골절로 이어졌던 것입니다. 미리 골다공증에 대한 주의사항이나 예방수칙 등을 알려드리지 못하고 다른 증상으로 치료하실 때 그 점을 간과했던 것이 아직도 마음이 쓰입니다. 다행히도 지금은 회복하여 가끔씩 한의원에 한약을 지으러 들르곤 하십니다.

골다공증은 뼈를 이루는 구성물질이 치밀하지 못해지면서 강도가 약해지고 골절이 일어날 가능성이 높아지는 상태를 말하며 주로 폐경기 여성에게 호발하며 남성은 10년 정도 늦게 골밀도가 낮아집니다. 골다 공증이 증상 자체가 있는 것은 아니지만 가벼운 충격에도 골절상을 입 을 수 있으며 남은 일생을 누운 상태로 보내거나 일상생활에 어려움을 겪는 경우가 많아서 골다공증처럼 예방이 중요한 질환도 없을 것으로 봅니다.

다음 자가진단 항목 중 3가지 이상에 해당이 된다면 골밀도 정밀검사 를 받는 것이 좋습니다.

1) 50대 이상
2) 마른 체형
3) 만성 피로, 설사
4) 카페인 과다섭취
5) 성호르몬 수치 감소

한의학에서는 골다공증을 골위骨痿라고 부릅니다. 뼈가 약해져서 물러 지는 것을 뜻하며 관절통, 몸이 무거워 움직이기 힘들고 관절이 붓는 것 을 포괄합니다. 한의학적으로 뼈는 신腎이 주관한다고 보는데 골수가 부 족해지거나 기혈이 전부 허해질 때, 바람과 차가운 습기로 인해 골다공 증 같은 증상이 나타난다고 합니다. 또한 갱년기로 인해 호르몬 생산의 변화가 오는 시기에 심리적 신체적 변화가 두드러지면서 나타나기도 합 니다.

그렇다면 어떠한 예방법으로 우리 골격을 튼튼하게 만들 수 있을까요?

우선 꾸준하게 운동해 주는 것이 중요합니다. 젊을 때부터 운동을 꾸준히 하여 체중 부하를 가해주면 골밀도가 높아지고 폐경 이후에도 체중 부하 운동을 통해 골밀도 감소를 막을 수 있기 때문에 체중 부하 운동을 해주는 것이 좋습니다. 일주일에 네 시간 이상 걷는 사람이 걷지 않는 사람에 비해 골다공증으로 인한 골절 위험성이 40%나 낮다는 연구 결과가 있을 정도로 꾸준한 운동은 도움이 됩니다. 근력 향상에도 도움이 되기 때문에 낙상 등의 부상을 감소할 수 있어 골절 발생을 줄일 수 있습니다.

운동의 강도도 중요하지만 빈도도 중요하므로 단기적인 운동보다는 꾸준히 하는 장기적인 운동이 더 도움이 됩니다. 따라서 부담이 덜하면서도 효과적인 맨손 운동, 걷기, 조깅 등의 가벼운 근력운동이 좋습니다. 운동은 30분 이상, 일주일에 3일 이상 실시하는 것이 이상적입니다.

나이가 많으시거나 체력이 약하신 분들은 모든 신체 활동이 1시간 이내에 마무리될 수 있도록 조금씩만 운동해 주시는 것이 좋습니다. 가급적이면 신진대사 증진을 위해 오전 중 운동하는 것이 좋으나 너무 이른 새벽은 공기도 차고 미세먼지도 많이 있으므로 추천드리지 않습니다. 비타민 D 보충을 위해 야외에서 운동하는 것이 좋으나 상황이 여의치 않아 집에서 운동하신다면 팔굽혀펴기, 윗몸 일으키기 등의 가벼운 운동도 도움이 됩니다. 익숙하지 않은 동작이나 운동법은 몸에 무리가 가기 때문에 가급적 하지 않는 것이 좋습니다.

운동도 중요하지만 그만큼 더 중요한 것이 영양공급 및 식습관 개선인데요.

적절하게 골고루 먹는 영양섭취는 영양결핍을 방지합니다. 그중 칼슘은 뼈의 주요 성분으로 골다공증은 칼슘이 부족하다는 것이므로 충분한 칼슘 공급원이 필요합니다. 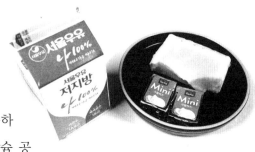 건강한 성인은 하루 700㎎, 골다공증의 위험이 있는 경우에는 하루 1,000㎎ 정도의 칼슘을 섭취하여야 한다고 하는데요. 칼슘을 많이 함유한 우유, 치즈, 두부, 콩 등의 식품을 매일 조금씩 꾸준히 먹는 것이 도움이 됩니다. 가임기 여성, 성장기 노인, 다이어트를 하는 사람들은 칼슘이 부족하기 쉽기 때문에 칼슘 흡수가 잘 안 되는 여러 요인들을 자체적으로 배제할 필요가 있습니다. 가령 짜게 먹거나 카페인 섭취를 많이 하는 경우, 알코올 섭취, 지나친 육류 섭취 등은 칼슘의 흡수를 방해하므로 절제하는 것이 좋겠습니다.

아울러 흡연은 뼈의 소실 속도를 증가시키는 골다공증의 확실한 위험인자입니다. 매일 흡연하였던 여성은 담배를 피우지 않는 여성에 비해 5~10%가량 뼈의 밀도가 더 감소되어 골절의 위험이 증가하게 되므로 금연은 골다공증 예방에 매우 중요합니다. 담배는 가급적 피우지 않는 것이 좋습니다.

해마다 65세 이상의 노인 세 명 중 한 명은 낙상을 경험하게 된다고 하는데요. 낙상은 골밀도가 감소된 사람들에게 있어 골절의 직접적인 원인이므로 이를 예방하는 것이 필요합니다. 생활 속에서 다음과 같은 몇 가지 조치들이 낙상 예방에 도움이 될 수 있습니다. 바닥이 미끄럽거나 젖어있지 않도록 잘 닦아주고 보행에 방해가 될 물건들은 정리하는 것이 좋으며 조명으로 어두운 곳이 없도록 해 주는 것이 좋습니다.

한의학에서는 신肾, 비脾의 기능을 좋게 하고 기육의 혈행을 좋게 하는 것을 골다공증 예방의 초점으로 잡고 관련 약재를 차로 달여먹기도 합니다. 골쇄보와 속단, 천궁, 홍화, 단삼, 계혈등 등의 약초를 달여서 먹으면 골조직 손실이 줄어들고 혈행을 원활하게 하여 혈액순환을 강화하며 건강한 혈액의 양을 늘릴 수 있다고 합니다. 또한 골다공증 예방을 위한 한약 복용 및 뜸 치료를 하면 골절 예방에 좋다는 논문도 발표된 바가 있으므로 가까운 한의원의 도움을 받아보시는 것도 좋습니다.

평균수명 100세 시대를 바라보는 요즘 건강한 노후생활을 위해 건강한 뼈를 위한 예방을 지금부터 꾸준하게 해보는 것이 어떨까요?

걸을 때마다 발바닥이 찢어지는 것 같아요
- 족저근막염

아침마다 양재천을 걷는 것이 낙인 50대 여성인 혜진 님은 발바닥 통증을 가지고 저한테 찾아오셨습니다. 어느 순간 아침에 일어나면 발바닥이 아프기 시작해 오후가 되면 호전되었다가, 다음날 아침이면 다시 아픈 패턴이 반복되신다고 하였습니다. 정형외과에 찾아가 뼈 사진을 찍어봤는데 발뒤꿈치에 작은 골극Heel Spur이 생겼고, 현재 증상은 족저근막염으로 진단을 받아 체외충격파와 주사치료를 받아왔는데, 처음에는 효과가 아주 좋다가, 몇 번 반복되니 효과가 나지 않는다면서 내원하셨습니다.

족저근막은 발뒤꿈치에서 발바닥 앞부분까지 형성된 아치에 붙은 두꺼운 막으로 뛰거나 걸을 때 발바닥에 가해지는 충격을 흡수하는 역할을 합니다. 발은 걸을 때 체중의 80%에 달하는 하중을 받고, 1km를 걸을 때마다 약 16톤의 무게를 지탱해야 하는데 반복적으로 손상을 입으면 근막을 구성하는 부분에 염증이 발생합니다. 여성이 남성보다 2배 정도 잘 발생하며, 평발이 있거나, 과도한 운동으로 발생하는 경우도 많습니다. 대수롭지 않게 생각하다 까치발로 다닐 정도로 심해져 병원을 찾는 경우도 적지 않습니다.

전 인구의 약 10%에서 한 번쯤은 발생하는 흔한 질환으로 한번 발생시 재발을 잘하기 때문에 예방과 조기 치료가 무엇보다 중요합니다. 치료를 방치할 경우 통증이 지속되는 시간이 길어지고 무릎관절이나 허리에까지 힙병증이 생길 수 있습니다. 통증이 심할 때는 염증을 줄이기 위해서 스테로이드계 주사를 맞을 수는 있지만 결과적으로 발바닥 패드(지방층)를 위축시켜 치료를 더 어렵게 하므로, 너무 의존하지 않는 것을 일반적으로는 권해드리는 편입니다.

누가 잘 걸리나요?

1) 마트나 백화점 등 오래 서서 일하는 직업
2) 등산, 마라톤, 골프, 에어로빅, 격렬한 운동을 하는 운동선수
3) 급격한 체중증가나 비만
4) 평발이거나 발바닥 아치가 과도하게 높은 사람
5) 군인이나 경찰 등 보행이 많은 직업
6) 폐경 전후로 호르몬 분비 변화가 많을 시기
7) 하이힐이나 발에 맞지 않는 신발을 장기간 착용

통증의 특징은 무엇인가요?

1) 아침에 자고 일어나서 첫발을 내디딜 때, 오랫동안 움직이지 않다가 다시 걸을 때 통증이 발생합니다.
2) 오랫동안 걸었을 때 통증이 발생합니다.
3) 발꿈치 뼈 주변에 심한 압통이 느껴지고 통증으로 인해 발가락을 발등으로 구부릴 때 발바닥에서 찌릿하는 느낌이 납니다.

한방치료

족저근막염이 발생한 부위에 침으로 자극을 주고, 손상된 부위 회복을 위하여 봉(약)침을 시술하면 효과가 더 빨리 나타납니다. 발바닥 혈류순환을 위하여 종아리 근육에 부항이나 침 치료를 합니다. 골반이 틀어져 보행습관이 잘못되어 한쪽 발바닥에 과도한 충격이 가서 질환이 발생한 경우 골반 추나를 시행하기도 합니다. 발바닥 족궁$_{Arch}$이 깨진 경우는 족궁을 만들어 주는 보조기구를 이용하기도 합니다.

족저근막염 예방 및 통증을 줄여주는 운동법

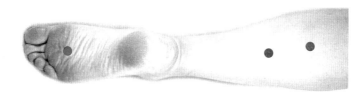

(좌측부터) 용천혈 승산혈 승근혈

① 발바닥 한가운데 옴폭 들어간 용천혈湧泉穴이라는 곳에 테니스공을 놓고 이리저리 굴려주면 긴장된 발바닥 근육을 이완시켜 줍니다.
② 종아리 근육 뒤쪽이 뭉쳐있으면 족저근막염이 악화됩니다. 종아리 근육 가운데 힘을 주면 생기는 알통의 가운데 움푹 들어간 승산혈承山穴, 그곳에서 조금 더 위쪽의 승근혈承筋穴이 늘어나도록 스트레칭을 충분히 하고, 아킬레스건을 손으로 마사지해 줍니다.
③ 과체중이라면 체중을 감량하는 것이 치료에 도움이 됩니다.

앞에서 소개한 혜진 님은 이런 족저근막염 중에서도 발바닥 뒤꿈치 뼈에 골극_{Heel Spur}이 발생한 경우였습니다. 골극은 뼈끝에 지속적인 자극이 있을 때 뼈가 스스로를 보호하기 위해서 튀어나오는(자라는) 것을 말합니다. 정형외과에 갔을 때 "뼈가 자랐네요."라는 이야기를 듣는 경우가 이런 경우입니다. 이는 뼈에 지속적이 스트레스 자극이 가해졌다는 것이고, 수술로 그 뼛조각을 없앨 수도 있지만, 대부분의 경우 주변의 염증을 가라앉혀 주어 생활하는 데 지장이 없어지게 하는 치료법을 사용합니다.

혜진 님은 어떻게 되었을까요? 양재천 걷기를 줄이고, 체중을 감량하고, 주 2회 4주의 침 치료로 통증 없이 지내게 되었습니다. 간혹 예쁜 구두를 신고 발이 다시 아파서 내원하시는 경우가 있는데요, 이때는 종아리 스트레칭을 열심히 하면서 침과 추나치료를 1~2회 하면 통증이 사라져 더 이상 스테로이드 주사를 맞지 않게 되었습니다.

운동 중 부상을 예방하기 위한 몸 관리법

필자는 중고등학교 때 축구를 즐겨 하는 편이었습니다. 체육 시간이나 쉬는 시간에 종종 운동장에서 친구들과 땀 흘리며 하는 운동이 좋았습니다. 고등학교 2, 3학년 무렵엔 많은 학업량으로 자주 나가진 못했지만 그래도 종종 스트레스 풀러 공 차러 나가곤 했습니다. 그렇게 대학 입시를 열심히 준비하며 꿈을 키워가던 고3 여름 무렵 그날도 스트레스 푼다는 명목하에 점심시간에 축구를 하던 도중 친구의 깊은 태클을 받고 내 다리는 꽈배기 꼬듯이 비틀어져 버렸습니다.

"으악! 내 발목이 비틀어졌어!" 오른쪽 발목은 테니스공보다 부풀어 올랐고 병원에 실려간 필자는 발목인대 부분파열이라는 진단을 받았습니다. 그렇게 목발을 8주간 짚고 다니며 쓸데없는 짓 안 하고 학업에만 매진한 덕분일까요? 수능에서 썩 괜찮은 성적표를 받은 필자에게 어머니는 제비 다리를 부러트려 대학 갔다고 농담 삼아 얘기하시곤 했습니다.

하지만 세월이 지나며 그때 다쳤던 발목 부위에 통증이 가끔 발생하는 걸 느끼며 후유증에서 완전히 자유로울 수 없다는 걸 깨달았습니다. 건강은 무엇과도 바꿀 수 없고 후유증은 평생 가지고 가야 하기에 부상을 미리 방지하는 법에 대한 지식을 습득하는 게 중요합니다.

부상을 예방하는 가장 기본적이면서 중요한 것은 바로 스트레칭입니다. 많은 사람들이 시간 없다고, 귀찮다고 간과하기 쉽지만 관절의 가동 범위를 늘려주는 스트레칭은 인대와 건(힘줄) 그리고 근육에 지대한 영향을 끼칩니다. 운동 전에 5~10분 정도 가볍게 스트레칭하는 습관을 기르면 부상의 70~80%를 예방할 수 있습니다.

발목 스트레칭은 널리 알려져 있는 발목을 회전시키는 스트레칭에서 시작하면 좋습니다. 그 후 바닥에 누워 양쪽 발끝을 몸통 쪽으로 당겼다가 바깥쪽으로 펴는 동작을 2회 반복한 후에 양쪽 발을 바깥쪽으로 벌렸다가 안쪽으로 모으는 동작을 2회 반복하는 루틴으로 풀어주는 것이 가장 효과적인 스트레칭 방법입니다.

적절한 휴식과 영양 섭취는 운동에 비례해야 합니다. 고강도 운동이나 근지구력을 요하는 운동을 하는 사람은 그에 걸맞은 휴식과 영양이 필요합니다. 운동 전에는 탄수화물을 적절히 섭취해 줌으로써 근육에 필요한 에너지를 공급하고 운동 후에는 고단백 식품을 섭취함으로써 근육 재생에 필요한 영양을 공급하는 것이 좋습니다. 또한 관절이 손상되면 회복 여부를 떠나서 후유

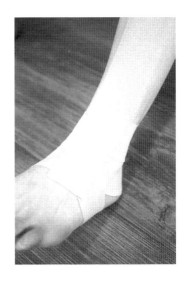

증이 반드시 남기 때문에 나이가 들수록 그 관절이 다치는 걸 경계해야

합니다. 그 관절에 무리가 가지 않는 운동을 하거나 반드시 써야 하는 경우에는 테이핑이나 보호대, 압박붕대를 통하여 관절에 가해지는 압력을 분산시킬 필요가 있습니다.

한의학에서는 몸의 균형을 가장 중시합니다. 몸의 균형이 올바르고 조화롭다면 병이 올 일이 없다고 봅니다. 부상은 몸이 불균형할 때 취약한 틈을 노려 오기 마련입니다. 골반의 틀어짐, 견갑골 높이 차이, 고관절의 내반, 슬관절의 외반, 일자목, 척추의 측만 등 우리는 많은 불균형을 안고 살아갑니다. 올바른 교정과 운동을 통해 미리 이런 불균형을 잡아준다면 대부분의 부상을 예방할 수 있습니다. 높이 솟은 거목은 거센 바람에 쓰러져도 갈대는 부드럽게 넘기듯이 삶의 지혜를 통해 우리의 몸을 좀 더 유연하게 가꿀 필요가 있습니다.

하지만 무엇보다 늘 즐겁게 운동하자! 이 점을 절대 잊지 맙시다.

제6장

당신의
오장육부
안녕
하신가요?

감기엔 역시 추어탕이 최고!

보통 감기에 걸리면, 예전 어른들께서는 "잘 먹어야 낫는다."라고 말씀하시며, 환자에게 억지로라도 밥 한술 더 떠넘기도록 권하시곤 했습니다.

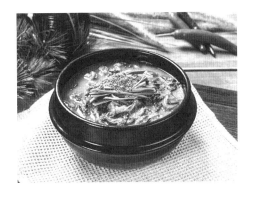

하지만 감기 환자의 경우 감기로 인하여 소화기능이 저하된 경우가 많습니다. 또한 감기약에는 소염제나 경우에 따라 항생제 등도 포함되어 있기 때문에 위 기능이 정상적이지 않는 것은 어쩌면 당연한 일입니다. 위 기능을 저하시키는 약을 복용하기 때문에 입맛도 없기 마련인 것입니다. 보통 감기 하면 "콩나물국에 고춧가루 확!"이라고들 말씀하십니다. 하지만 감기 증상에 추어탕을 한 번이라도 드셔본 경험이 있다면 당연히 감기에는 "추어탕 한 뚝배기!"를 외치게 되실 겁니다.

추어탕의 재료는 미꾸라지입니다. 미꾸라지에는 칼슘, 단백질, 비타민 A와 D 등이 풍부하다고 알려져 있습니다.

칼슘은 우리 몸에서 체온을 올리는 데 필요한 미네랄입니다. 만약 칼슘이 부족하면 뼈에 저장된 칼슘을 꺼내 쓰게 됩니다. 뼛속의 칼슘은 인이 포함되어 있습니다. 인은 바이러스 증식에 꼭 필요한 성분으로, 칼슘을 제대로 섭취하면 뼈에서 칼슘과 인이 빠져나올 이유가 없고, 그렇기 때문에 감기 예방에 도움이 됩니다. 감기를 유발하는 바이러스는 체액 중에 음이온인 인의 과잉상태에서 활발히 증식된다고 알려져 있습니다. 칼슘은 체액에서 강한 염기로 작용하면서 음이온을 제거합니다. 칼슘이 나트륨의 도움을 받아 바이러스의 발생을 저지하고 이미 발생된 바이러스의 활동도 줄여주는 역할을 한다는 생리학적인 보고들이 많이 발표되고 있습니다.

보통 칼슘은 식품 중에 불용성 상태로 존재하거나 소화관 내에서 인산과 결합함으로써 흡수가 어려울 수 있는데, 펩티드 중 인산 그룹을 함유한 인산펩티드는 칼슘의 침전을 방지하여 흡수를 촉진하는 효과를 나타내게 됩니다. 미꾸라지에 있는 어류의 칼슘은 흡수율이 높다고 알려져 있습니다. 칼슘 흡수율은 보통 우유가 가장 높다고 알려져 있습니다. 최근 일본 여자영양대학에서 실시한 실험에 의하면 칼슘 흡수율은 우유가 40%로 가장 높았고 생선(33%), 채소(19%)가 그다음 순으로 높다는 발표를 하였습니다. 생선인 미꾸라지에 포함된 칼슘은 우유만큼은 아니더라도 높은 흡수율을 가지고 있음을 알 수 있습니다.

추어탕은 고단백 식품으로 이름이 나 있습니다. 실제로 단백질의 함유량이 매우 높습니다. 또한, 물에 녹아 소화흡수가 잘되는 유리아미노산 형태의 함량이 높기 때문에, 감기로 인하여 소화기능이 떨어진 환자의 체력보충 및 면역력 증대에 적합한 음식입니다.

추어탕에는 부추도 들어갑니다. 부추는 비타민 A와 C가 풍부하고 해독작용과 혈액순환을 좋게 해주는 역할을 합니다. 또한 추어탕에 맛을 더하는 들깻가루와 제피 가루(혹은 산초 가루)도 위장의 기능을 보호하고 활성화하기 때문에 식욕이 떨어진 감기 환자에게 좋습니다. 제피 가루의 효능 중에는 항염, 진통작용도 있어, 몸살로 온몸이 쑤시는 증상에도 도움이 됩니다.

한의학 서적에 미꾸라지는 "달고 평하거나 따뜻하고 비경, 간경, 신경에 작용한다."라고 쓰여 있습니다. 효능은 비장과 신장을 보하고, 이수(몸 안의 불필요한 수분을 배출), 해독소염(독소를 제거하고 염증을 가라앉힘), 비허설사(비장의 기가 허하여 나오는 설사), 허약하여 힘이 없는 증상 등에 이롭다고 소개되어 있습니다.

겨울철 감기 예방이나 감기 회복식으로 "추어탕 한 뚝배기…" 하지 않으시렵니까?

갑작스러운 명치 통증,
여러 가지 경우를 두루 살펴야

갑작스러운 명치 통증으로 깜짝 놀라서 병원을 찾는 경우가 있습니다. 명치가 쥐어짜듯이 아픈데, 체온도 올라가는 것 같고, 식은땀이 등줄기를 따라 흐릅니다. 보통 이런 일들은 우리가 일상생활에서 자주 겪는 현상이 아닙니다. 그렇기 때문에 매우 당혹스럽고 어떻게 해야 하는지 판단하기 힘듭니다.

보통의 경우 위장에 의한 '담적痰積' 증상이 대부분입니다. 하지만 단순히 "내가 체했나…."라고 그냥 넘어가기에는 갑작스러운 명치 통증을 유발하는 병 중 무시무시한 것들이 많습니다. 대표적인 것이 심근경색, 협심증, 위경련 등등….

갑작스러운 명치 통증을 유발하는 여러 가지 경우를 비교해 봄으로써 우리가 갑작스럽게 명치 통증이 있을 때 대처하는 방법을 소개해 드리겠습니다.

1. 위경련

위경련으로 인해 발생하는 통증은 사람에 따라 그 차이가 있을 수 있으나 보통 '명치를 쥐어 비트는 것'과 같은 통증이라고들 합니다. 통증이 심할 경우 호흡을 하는 것조차 힘든 정도입니다. 단시간 내에 통증이 심해지기도 하고, 경우에 따라서는 몇 시간 동안 통증이 계속되는 경우도 있습니다. 명치

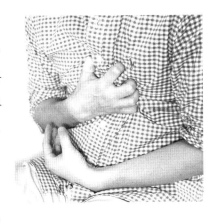

통증 외에 소화불량, 울렁증, 구토, 두통, 어지럼증 등을 동반할 수도 있습니다. 또한 식은땀을 심하게 흘리는 분도 있습니다. 위경련은 유독 그 통증이 강하기 때문에, 일상생활을 하는 데 적잖은 영향을 주며, 혹시 죽는 건 아닌가… 하는 공포심이 들기도 합니다.

한의학에서 위경련은 '담적痰積' 증상과 유사합니다. 담적병은 위장의 근육층에 독소 및 노폐물이 쌓여서 생기는 병입니다.

위경련은 스트레스, 흡연, 기름진 음식, 밀가루 등 다양한 원인에 의해서 발생합니다. 위경련을 진단하는 데는 위내시경, 복부 초음파, CT 등을 활용하여 다양한 측면에서 검사합니다.

위경련을 겪을 때 응급처치 중 가장 유효한 것이 따뜻한 물을 드시는 것입니다. 혹은 명치 부위를 온찜질 하는 것도 명치 주변 근육의 뭉침 현상을 풀어줄 수 있습니다.

2. 심혈관계 질환(협심증/심근경색)

1) 협심증

심장에 혈액을 공급하는 관상동맥이 협착되거나 심장의 혈류가 줄어 통증이 생기는 병입니다. 통증 양상은 가슴이 짓눌리는 느낌과 비슷하고, 쥐어짜는 것 같은 압박감이 있습니다.

2) 심근경색

심장 근육의 조직이나 세포가 죽어서 명치 통증을 유발하는 경우입니다. 어지럼증과 울렁증, 식은땀, 호흡곤란을 동반한 통증이 30분 이상 계속된다면 심근경색을 의심해 봐야 하고, 이러한 경우 빨리 응급수술 등의 처치를 받아야 합니다.

읽다 보니 조금 이상한 점을 발견하지 않았습니까?

통증과 증상만으로 보면, 위경련, 협심증, 심근경색의 증상을 명확하게 구분하기가 쉽지 않습니다. 실제로 위경련 환자에게 통증을 물어보면 "죽을 것 같아요, 너무 아파요."라고 합니다. 그런데 심근경색을 경험했던 환자에게도 물어보면 "죽을 것 같은 통증이 왔었다."라고 합니다.

더군다나 명치통, 식은땀, 울렁증 등은 세 가지 질환의 경계를 더욱 모호하게 합니다. 이렇게 모호할 때는 결국 정황을 보고 판단해 봐야 합니다. 식사 직후인지, 혹시 과식이나 육식을 많이 한 것은 아닌지, 최근에 스트레스가 있었는지, 이런 증상이 오늘 처음인지, 간헐적으로 온 증상인지, 체온이나 혈압은 어떤지….

　생각보다 어렵고, 더군다나 일차병원에서 판단하기는 무리가 있을 수
도 있습니다. 이런 경우, 처음 겪는 증상이 있어 판단이 잘 서지 않을 때
는 '응급실'을 먼저 생각하는 것이 옳은 판단일 것 같습니다. 보통의 경
우 응급실을 가서도 위장 증상으로 판단될 경우가 거의 대부분일 수 있
습니다. 하지만 최근 과로했고, 스트레스가 많았던, 40~50대의 남성 회
사원의 경우, 이런 증상이 갑자기 생겼다고 하면, 여러 가지 상황을 고
려해서 치료 조치와 안전장치를 생각해 봐야 할 것입니다.

고쳐서 잘 먹으려 하지 말고, 체질에 맞는 음식을 잘 먹도록 하자

만성 소화불량의 경우, 단순히 소화불량뿐 아니라, 가슴갑갑증, 불안감 등을 동반하는 경우가 많습니다. 치료를 받으면 잠시 좋아지는 듯하다가, 치료를 중단하면 다시 재발하기 일쑤입니다.

보통 흡연하는 사람이 기침하면 약물 치료도 중요하지만, 담배를 끊으라고 합니다. 과다하게 음주하는 사람이 간과 위가 안 좋으면 약물 치료도 중요하지만, 술을 끊으라고 합니다.

마찬가지로 만성 위장 질환도 약물 치료도 중요하지만 입으로 들어가는 음식을 어떻게 개선하느냐에 따라 치료 결과는 천지 차이가 됩니다.

체질에 안 맞는 음식은 반드시 탈을 일으킵니다. 소한테 고기를 주진 않습니다. 당연히 호랑이한테 풀을 먹게 하지도 않습니다. 한의학에서 체질에 맞는 음식 섭취를 중요하게 생각하는 이유가 바로 여기에 있습니다.

심장과 위장이 태생적으로 작은 체질은 많이 먹는 것도 힘들고 성질이 찬 음식인 육식이나 현미밥, 보리밥 음식을 먹는 것은 결코 건강에 이롭지 않습니다. 보통 현미밥, 보리밥을 건강식으로 생각하지만, 이 경우에는 오히려 역효과를 가져올 수 있습니다.

음식의 유효 성분만을 고려해서 식단은 짜지는 말아야 합니다. TV 프로그램을 보다 보면 맛집을 소개하는 프로그램들이 있습니다. 서해의 갯벌에서 잡은 싱싱한 낙지를 자양강장제라고 소개하면서 리포터가 우걱우걱 아주 먹음직스럽게 먹습니다. 낙지는 고단백 식품이며 타우린도 풍부하여 성분만을 놓고 보면 자양강장 효과가 있을 법합니다. 하지만 성질이 매우 찬 음식에 속하므로 소화기가 약한 체질들은 오히려 소화에 부담이 되고 탈이 나기 쉽습니다. '똑같이 함께 음식을 먹었는데 왜 나만 탈이 났을까?'라고 생각하게 되는 이유는 이 때문입니다.

건강식으로 현미밥과 잡곡밥이 권장되고 있는 시대입니다. 마트나 백화점 식품코너에 가보면, 흰쌀밥만을 먹으면 무슨 죄를 짓는 기분이 들 정도입니다. 하지만 현미, 보리, 밀가루, 잡곡 등은 소화능력을 충분히 고려해야 합니다.

현미에서 쌀겨와 쌀눈을 제거하고 하얀 녹말 덩어리인 배유만 남긴 것이 바로 흰쌀 백미입니다. 보통 현미에서 백미를 만들려면 쌀 무게의 10% 정도가 없어집니다. 많은 분들이 오해하는 것이 현미가 백미보다 칼로리가 적어서 다이어트에 좋을 것이라는 막연한 생각입니다. 현미 100g당 칼로리는 현미, 백미 할 것 없이 약 370kcal로 비슷합니다.

현미에는 식이섬유와 칼슘, 철분이 풍부하고, 비타민 B1, 비타민 B2,

비타민 B3 및 오메가 6 등이 포함되어 있어서 건강에 좋습니다. 하지만 소화기가 약한 사람들에게는 소화에 부담이 됩니다. 평소 안색이 노랗다든지, 역류성 식도염이 있거나, 소화기능이 약한 분들은 오히려 현미밥을 피하는 것이 좋습니다.

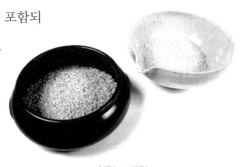

현미 vs 백미

흰 피부에 체구가 작고 여리여리한 50대 여성분이 내원하였습니다. 자주 체하고, 가스가 자주 차며, 만성 두통이 있다고 하십니다. 이런 경우 소화기능을 돕고, 기운을 보충하는 한약 처방을 쓰면 소화도 잘되고, 두통 및 혈액순환 개선에도 도움이 됩니다. 하지만 이 경우 한약 처방보다 중요한 것은 식이 패턴 개선입니다. 현미밥, 보리밥, 밀가루 음식을 삼갈 것과 소화가 잘되는 찹쌀, 흰쌀밥, 누룽지, 된장찌개, 두부 등을 곁들인 식단으로 고친 결과 3, 4개월 후에는 특별한 약물 처방 없이도 좋은 결과를 얻게 되었습니다.

약물의 효능은 일시적이지만, 매일 삼시 세끼 먹는 음식은 약물보다 더욱 중요합니다. 한의원 진료실에서 위장 질환, 소화불량 환자들에게 늘 강조하는 말이 있습니다.

"(위장을) 고쳐서 (아무거나) 잘 먹으려 하시지 마시고, 체질에 맞는 음식을 골라 드셔야 합니다!"

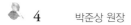

알코올로부터 간 건강을 지키는 예방법

제가 근무하는 한의원 근처에 대학교와 오피스타운Office Town이 있다 보니 간혹 술과 관련된 고민을 토로하는 환자분들이 있습니다.

"원장님, 술 좀 잘 마시게 해주세요."

"원장님, 저는 술 안 좋은 건 알지만 술 없이는 못 살 것 같아요."

그중 가장 많이 들어본 말은 다음 질문이었습니다.

"원장님, 저는 술 마시고 그다음 날이 너무 힘들어요. 술 깨는 한약은 없나요?"

사회생활을 하다 보면 술은 필수불가결한 존재입니다. 2019년 발표된 한 설문조사에 따르면 20~30대 성인이 한 달 술값으로 쓰는 비용은 평균 11만 원이며, 세계적인 시장조사기관의 보고서를 인용한 외신의 보도 내용에 따르면 한국인들은 1주일에 평균 13.7잔의 술을 마신다고 합니다. 이는 세계 1위 수준이라고 하니 우리 민족은 '알코올의 민족'으로 불릴 수도 있겠습니다.

간은 한의학적으로 혈血을 주관하는 장기입니다. 혈액을 저장하여 혈액량을 조절하고 혈액을 통한 영양공급 수행에 관여하며 전신 운동기능을 주관합니다.

술은 스트레스를 일시적으로 잊게 하는 수단이 되기도 하지만, 정도가 과하면 생활의 리듬이 깨지고 숙취로 인하여 일의 능률을 저하시키며, 몸에 좋지 않은 증상들을 일으킵니다.

대표적인 숙취 증상으로 두통, 안면홍조, 두근거림 등이 있는데 이는 알코올이 분해되면서 생기는 '아세트알데히드'가 지닌 독성이 간의 기능을 손상시키기 때문입니다.

술은 적당히 마시면 혈류 순환 증가로 신체에 열이 활성화되도록 하는 열성이 나타나지만, 과하게 마시면 알코올이 체내 조직에 대한 독성을 동시에 갖고 있기 때문에 기혈 순환에서 해가 될 수 있습니다.

평소에 자신의 간 상태가 걱정되시는 분들이라면 간단한 자가진단법을 통해 현재 상태를 가늠해 보시는 게 좋겠습니다. 오른쪽 윗배, 엄지발가락 안쪽을 잡아당기거나 두들겨봤을 때 통증이 있는 경우, 코 주변부가 붉은 경우라면 간 건강이 좋지 않을 수 있음을 의심해 볼 수 있습니다.

술로부터 간 건강을 지킬 수 있는 예방법은 없을까요?

가장 확실한 방법은 술을 아예 끊는 것입니다. 하지만 술로부터 간을 완전히 보호하기 위해선 최소한 6개월 정도 금주해야 한다는 연구 결과도 있습니다. 애주가에게는 거의 불가능하며 현실적인 해결책이 아닙니다. 따라서 본인 스스로가 술을 절제하는 한편, 숙취를 줄이는 운동법이

나 예방법을 많이 권해드리고 있습니다.

음주 전 위벽과 간을 보호하고 알코올 흡수를 줄이기 위해선 우유, 계란 등이 부드러운 유동식을 먼저 먹는 것을 권장합니다. 그 이외에도 간세포에 도움을 주는 아스파라거스, 아몬드, 인삼 등도 좋습니다.

음주하더라도 '낮은 알코올 도수의 술을, 천천히, 조금만, 단백질이 풍부한 부드러운 음식과 함께' 마신다면 숙취가 덜할 수 있습니다.

옛 문헌에는 "석 잔(동동주 같은 발효주 기준인 것으로 추정됨)을 넘기게 되면 오장이 상하고 음란해지며 발광을 한다" 하여 그 이상의 음주를 금하도록 기록되어 있습니다. 또한 면麵 종류의 안주를 먹을 경우 기도가 폐색될 수 있다고 하여 주의하고 있습니다. 한의학의 명서인《동의보감》에서는 숙취 해소법으로 "땀을 많이 내고 소변을 자주 보라(先發汗 後利小便)."라고 하였습니다. 알코올이 빨리 체내에서 나올 수 있도록 사우나나 반신욕으로 땀을 내는 것이 좋으며 엄지발가락－무릎－사타구니－옆구리까지 이어진 경락의 혈자리를 마사지하는 것만으로도 도움이 됩니다.

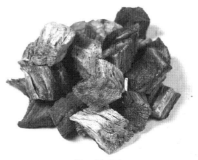

칡뿌리(갈근)

한의학에선 주독酒毒을 풀어주고 입안이 마르고 갈증이 나는 것을 낫게 해주는 재료로 칡을 소개하고 있습니다. 칡이 과음을 막아주고 술에 대한 욕구를 줄여준다는 연구 결과 또한 발표되었다고 하니 술을 드시고 고생하시는 분들에겐 제격이지 않을까 합니다. 실제로 칡뿌리(갈근)와 칡꽃(갈화)은 술독을 풀어주는 약재로 임상에서도 많이 씁니다. 대표적으로는 갈화해성탕이라는 처방이 있습니다.

술을 많이 마시는 것은 건강에 있어 자랑이 아닙니다. 적당한 음주로 본인의 건강을 지키는 것이 최고의 예방치료가 아닐까요.

입 냄새가 너무 심하신 분들을 위한 구강건강 예방법

친하게 지내는 치과 원장님께서 어느 날부터 사석에서 항상 마스크를 쓰고 다니기 시작했습니다. 처음에는 전날 과음하셔서 그런가 싶어서 묻지 않았으나 만날 때마다 쓰고 다니시기

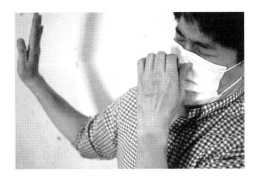

에 궁금해서 이유를 물어보게 되었습니다. 치과 원장님의 대답은 이러했습니다.

"얼마 전부터 제 입 냄새의 심각성을 알고 가리고 다니고 있어요. 진료 볼 때마다 환자들의 불만이 있었거든요. 한의학적으로 입 냄새를 없애는 좋은 방법이 있을까요?"

입 냄새의 경우 본인에게 입 냄새 난다고 주변 사람이 알려주는 것은 아무리 가까운 사람이라도 쉽지 않습니다. 그래서 본인 스스로 알게 하는 것이 어려워 개선하기도 어렵습니다.

간단하게 해볼 수 있는 구취 자가진단법들이 있습니다. 예로 들면 손등에 혀를 닿게 한 후 침이 마르게 한다든지 본인만 쓰는 컵, 비닐봉지, 치실 등의 냄새를 맡는 등의 방법이 있는데 가장 확실한 방법은 가족이나 친구에게 직접 물어보는 것이라고 봅니다.

구취(입 냄새)는 전 세계 인구의 50~65%가 살아가면서 한 번쯤은 고민하게 되는 건강문제 중 하나입니다. 구취를 유발하는 성분 중 혀 안의 박테리아가 활동하며 만들어내는 황 성분과 메틸 성분이 더 독한 향을 뿜는다고 알려져 있습니다. 주로 혀의 후방 1/3 부위와 치은연하(치아 뿌리 부위 조직)에서 다발하며 60%는 혀에서 유발된다고 생각하시면 됩니다.

구취는 크게 생리적인 문제(자고 일어난 직후, 흡연, 공복 상태 등)로 인한 구취와 병리적인 문제(간 질환, 당뇨, 치과 질환, 신장 질환 등)로 인한 구취로 나눌 수 있습니다, 생리적인 구취는 일상생활을 하면 쉽게 사라지기 때문에 큰 걱정을 하지 않아도 되지만 병리적인 구취는 일상생활 중에도 남아있고 구강을 청결히 하더라도 우리 몸의 문제로 인하여 지속적으로 생기는 악취이기 때문에 신경을 쓰실 필요가 있습니다. 예로 들면 간담계의 문제로 인한 누린내, 스트레스로 인한 탄내, 비위의 문제로 나타나는 단내, 호흡기 문제로 인한 비린내, 체내 수분 대사 문제로 인한 썩은 내 등이 이에 해당합니다.

동의보감에서는 구취의 원인을 위열胃熱, 즉 위장의 열독으로 인해 발생한다고 보고 있습니다. 현대의학적으로 설명하자면 소화기능이 항진된 것을 말합니다. 대체로 소화불량이나 식욕조절 문제를 호소하며 내원하시는 환자분들에게 여쭤보면 구취를 경험한 적이 있다고 합니다.

그렇다면 구취에서 벗어날 수 있는 방법은 있을까요?

구취는 치료아 예방이 동시에 필요합니다. 즉, 원인을 제거하며 원인이 될 만한 요소들을 차단하는 것인데요. 우선 정기적인 치과 진료를 통해 치석 및 플라크(플라그)를 제거해야 합니다. 식사 후 칫솔질, 치간 칫솔, 혀 세척기 등을 필수적으로 하여 청결을 유지하는 습관이 중요합니다. 간편한 구강청결제도 가끔씩 사용하는 것도 좋지만 구강 내 유익균 또한 없어질 수 있어 구취가 더 심해질 가능성도 있으니 염두에 두는 것이 좋습니다. 한약재 추출액을 가글에 쓰는 것도 나름 효과적이라고 합니다. 치자梔子, 박하薄荷, 향유香薷, 세신細辛 등을 달여 양치하거나 마시면 도움이 된다고 합니다. 최근 중국에서 비슷한 맥락에서 편축萹蓄 추출액 또한 유효한 효과가 있다고 연구되었다고 하니 참고하면 좋을 것 같습니다.

내과적인 병증이 없다면 예방 차원에서 음식 조절을 해주시는 것이 좋습니다.

우선 과량의 우유, 달걀, 육류 등은 체내 습열이 쌓이게 하여 구취를 심하게 하고 시원한 음료수는 위 근육 긴장을 유발하여 오히려 구취를 유발할 수 있습니다. 또한 향이 강한 마늘, 양파, 겨자, 강황 등도 조심하는 것이 좋습니다.

이런 음식 대신 폴리페놀이 많이 함유된 녹차, 냄새 세서에 효과적인 레몬, 살균작용에 도움이 되는 오매烏梅, 구강 내 황화합물을 분해해 주는 토마토를 추천합니다.

구취의 원인으로 스트레스도 예외가 아닙니다. 스트레스로 인한 심열 상승은 침의 분비를 줄여 구강을 건조하게 하여 구취를 유발할 수 있으니 운동이나 취미활동 등으로 스트레스를 관리해 주는 것이 좋습니다. 또한, 입을 크게 벌리고 숨을 쉬는 것도 구강 내 혐기성 박테리아 활동을 줄이는 데 도움이 될 수 있으니 참고하시길 바랍니다.

최근 중국에서의 구취에 대한 한약 치료 및 한·양약 병용치료에 대한 분석 연구 결과 한약 치료가 양약 치료에 비하여 우수효과를 나타냈다고 보고가 되었으며 한·양약 병용치료 역시 양약 단독 치료보다 우수하고 장기적인 효과를 위한 추가 연구가 필요하다고 발표되었다고 하니 이 글을 읽으시는 구취 유발자들에겐 좋은 소식이 아닐까 합니다.

이유 없이 걷기 힘든
요산 부자들을 위한 통풍 예방 및 관리법

　몇 년 전 공중보건의가 되기 위해 4주 동안 논산훈련소에서 훈련을 받은 적이 있었습니다. 무난히 마무리될 것 같던 4주간의 훈련의 마지막을 의무실에서 보내게 되었습니다. 훈련 마지막 주에 각개전투훈련을 마치고 난 후 하산하는 동안 퉁퉁 붓기 시작한 왼발이 문제였습니다. 다음날 거짓말처럼 괜찮아진 발을 보고 다들 꾀병이라 의심했지만 걱정이 많아 귀가 후 바로 병원을 찾아가 들은 혈액검사 소견을 들었는데 내과 원장님께서 저에게 "통풍"이라는 진단을 해주셨습니다. 그 당시 저에게 통풍이라는 질환은 교과서에서나 배우는 생소한 증상 중 하나였으며 젊은 나이인 저에겐 어울리지 않는 질환이라고 생각했습니다. 그러나 생각보다 많은 주변 친구들이 통풍으로 고생하고 있다는 것을 알고 통풍이라는 질환도 한의학적으로 접근해 볼 만한, 예방할 수 있는 만성 질환이지 않을까 싶어 열심히 공부해 본 적이 있습니다.

　통풍은 체내 요산이 배출되지 못하고 발가락 손가락 등의 관절 부위에 쌓여 통증을 유발하는 질환으로, 바늘 모양의 요산 결정을 없애는 데 쓰이는 식균작용 중 관절에 염증과 손상을 주면서 극심한 통증이 생긴다고 합니다. 급성치수염, 요로결석, 통풍이 사람이 느끼는 고통 중 가장 심한 3대 고통이라고 불린다고 하며 출산의 고통보다 세다고 말하는 경우도 있으니 정말 아픈 통증 중 하나임은 분명합니다. 외국에서는 제왕병, 귀족병 등으로도 불리며 한의학에서는 예부터 백호역절풍白虎歷節風이라 하여 호랑이가 깨물고 간 것처럼 심한 통증이 있는 병으로 기록되어 있습니다. 대부분의 환자는 30대 이후 남성이고 폐경기 여성에겐 큰 영향이 없다고 알려져 있습니다.

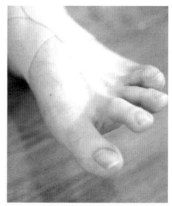

통풍은 엄지발가락에 가장 많이 발생합니다

그렇다면 갑작스럽게 찾아올 수 있는 통풍을 예방할 수 있는 방법은 있을까요? 가장 조심해야 할 부분은 비만 등의 대사 질환입니다.

BMI[체질량 지수: '체중(kg) / 키(m) × 키(m)'로 계산하며 비만도를 측정하는 지표 중 하나], 복부 둘레 증가 등은 통풍의 유병 인자로 알려져 있으며 세포 대사량이 많아 요산이 대량으로 생성될수록 통풍이 생길 수 있을 가능성이 커지는 것이므로 적당한 식이 조절 및 운동으로 비만을 줄이는 것이 중요합니다. 흔히 말하는 이상적인 체중((키[cm] - 100) × 0.9) 정도의 체중을 유지하는 것이 중요하지만 이는 필수 사항은 아니며 예외적인 경우(마른 통풍환자)들도 발생하기에 필수 예방법은 아닙니다.

그다음으로는 적당한 식이 조절에 대해서 알아보겠습니다.
요산을 생성하는 물질인 퓨린계 음식의 섭취를 신경 써야 할 필요가 있는데요. 퓨린은 주로 술, 동물의 내장, 등푸른생선, 오징어, 새우, 조개류 등에 함량 비율이 높아 요산의 배출을 어렵게 하며 비만이나 고지혈증을 악화시킬 수도 있습니다. 평소 퓨린 고함량 음식을 좋아하시는 분들은 삶거나 찌는 방식의 요리법으로 해당 음식을 드시는 것이 좋은데 이는 퓨린이 물에 잘 녹아 퓨린 섭취 방지에 도움이 되기 때문입니다.

　하지만 최근 연구에 따르면, 식사로 흡수되는 요산은 미미하기 때문에 음식 조절에 대한 스트레스보다는 과체중인 경우 체중 감량, 음주 멀리하기가 더 중요합니다. 술은 요산의 생성을 증가시키면서 배설은 감소시킵니다.
　적당량의 물(2L 정도), 저지방 우유, 비타민 C 음료, 무설탕 블랙커피 등이 통풍 예방에 도움이 됩니다.

　식이조절이 되시는 분들이라면 적당한 운동도 같이 해보실 것을 권장합니다. 체내 요산 수치 감소를 위해선 무산소 운동보다는 유산소 운동이 더 효과적입니다.
　사지말단 부위의 관절을 자극할 수 있는 운동이 좋은데요, 30~40분 정도의 가벼운 걷기 운동 후 맨손체조를 할 것을 추천드립니다. 다만 더운 날 운동하는 것은 수분 관리를 위해 좋지 않으며 꽉 끼는 신발보다는 발이 편하며 바닥이 푹신한 신발을 선택하는 것이 좋습니다.

　한의학에서도 통풍을 예방하고 증상을 호전시킬 수 있는 연구들을 진행하고 있습니다. 최근 중국에서 진행된 메타 분석 결과 대황大黃, 황백黃柏, 강황薑黃, 빙편氷片 등이 함유된 스킨 패치를 이용하여 통풍에 취약할 수 있는 환자들에게 써 본 결과 양약과 병용하는 것이 양약을 단독으로 사용하는 것에 비에 효과가 있으며 부작용도 적었다고 조사되었습니다.

　집에서 가볍게 할 수 있는 예방법으로는 손발 관절을 따뜻하게 마사지하거나 반신욕을 하여 심부 체온을 올리는 방법, 관절 및 근육 스트레칭, 만성 염증을 없애는 데 효능이 뛰어난 영지버섯 물 엷게 달여 마시기 등이 있으니 참고하시길 바랍니다. 말 못할 통증으로 고민이 많으신 통풍 환자분들이 극심한 고통에서 해방되시길 기원합니다.

소消리 없이 찾아오는 갈증,
한의학으로 당뇨 정복하기

요즘 세상은 먹을 것이 너무 많습니다. 식욕을 절제하기 힘들 정도로 오감을 자극하는 음식들이 많이 있어 참기가 힘들고 저 또한 그런 경우에 속합니다. 어릴 적부터 저의 부모님께서는 단 음식, 단 음료를 먹지 말라고 신신당부하셨습니다. 체질적으로 제가 비대한 편이라 그런 것도 있었으나 사실은 당뇨 합병증으로 돌아가신 할아버지가 생각나서 내 자식만큼은 당뇨로 고생하지 않도록 식단관리를 해줘야 한다는 마음이 크셨다고 들었습니다.

2016년 국가통계포털 '국민건강영양조사'를 살펴보면 만 30세 이상 국민의 13%가 당뇨를 앓고 있다고 나타나며 특히 65세 이상 노인연령에서는 27.3%가 당뇨로 고생하고 있다고 알려졌습니다. 이에 대한 사회적 비용이 2조 정도가 든다고 하니 당뇨를 '소리 없는 살인자'라고 불러도 과언이 아닐 것 같습니다.

한의학에서는 당뇨를 소살이라고 표기하였으며 한자 그대로 표현하자면 몸이 마르고 목이 마르는 증상을 의미합니다. 소消는 내장기에 형성된 열의 의해 체액이 마르고 음식을 먹자마자 빠르게 소화가 진행되는 증상을 말합니다. 갈渴은 오장육부에 형성된 열에 의해서 체액이 고갈되거나 소변을 너무 자주 봐 체액이 결핍되어 계속 수분을 보충하려는 증상이 나타나는 것을 말합니다.

당뇨는 크게 상소, 중소, 하소의 세 가지 증상으로 구분할 수 있는데 상소는 물을 많이 마시려는 다음多飮, 중소는 음식을 많이 먹으려는 다식多食, 하소는 소변을 많이 배출하는 다뇨多尿의 증상을 나타냅니다. 질병 자체의 증상보다는 피부병, 시력장애, 신장 질환, 위장장애 등의 합병증이 더욱 무섭게 발현됩니다. 신진대사의 기능 저하로 인하여 비정상적인 노폐물 배출이 나타나며 그중 에너지원인 포도당이 빠져버립니다.

당뇨는 '치료해야 할 질병'의 느낌보다는 '예방할 수 있는 질병'으로 인식하는 것이 좋습니다. 여러 가지 개선사항을 통해 우리 몸을 스스로 구해내기 위한 예방책도 반드시 필요합니다. 그렇다면 당뇨를 예방할 수 있는 방법은 어떤 게 있을까요?

한의학 원서인《황제내경 소문·음양응상대론》에서는 "치병필구어본治病必求於本"이라고 하여 질병의 근본 원인을 파악해야 치료 및 예방이 된다고 하였습니다. 동의보감에서는 폐의 기운을 기르고 화를 내리며 혈과 진액을 만들어야 한다고 기록했는데 이에 따르면 자극적인 생활은 몸에 도움이 되지 않으니 안정되고 편안한 생활로 몸을 상하게 하지 말아야 한다는 결론이 나옵니다.

당뇨는 노화로 가는 지름길이며 이는 우리 몸의 기능이 떨어짐을 의미합니다. 한의학에서는 건강한 삶을 영위하며 심신을 지키고 질병이 생기는 것을 막기 위해 양생이 필요하다고 말합니다. 양생은 건강한 식생활 관리, 일상생활 관리를 통해 완전해질 수 있으며 옛 서적에서는 이를 "음식유절 기거유상飮食有節 起居有常(건강한 식생활과 일상생활 관리)"이라고 표현하였습니다.

당뇨 같은 전신 질환은 체성기능부전, 즉 뼈관절 근막 혈관 등의 기능 손상으로 인해 기능장애가 생길 수 있는데 이러한 경우엔 도인기공, 오금희(고대 중국 화타의 의료 체육), 팔단금(송나라 건강 증진 운동) 등의 수행 예방법이 도움이 될 수 있습니다. 한의원에서 할 수 있는 것은 2019년 4월에 보험급여가 된 추나요법이 있는데요. 환자의 체형을 바로 잡아 정상적인 움직임을 할 수 있게 함으로써 전신 건강에 도움이 될 수 있습니다.

당뇨 환자는 정상인보다 많이 먹으며 살이 더 잘 찔 수 있기 때문에 체형의 비대칭이 더 심하고 이에 따른 체성기능부전이 더 심해져 악순환의 고리가 될 확률도 높으므로 전신 추나를 하여 우리 몸의 에너지를 증가시킨다면 정상 혈당수치 회복에도 도움이 될 것입니다.

한의학에선 당뇨로 인하여 생기는 열은 종양을 만들 가능성이 크다고 보고 있으므로 뜸이나 온열치료를 자제하도록 이야기하며 환자의 피부도 침에 의해 손상될 수 있으므로 침의 사용도 최소화하도록 합니다. 또한 피부를 청결하게 관리하며 혈액순환을 개선해 주는 보약을 많이 먹을 것을 권하는데 콩나물, 검은 콩, 가시, 맥문동, 죽엽, 칡뿌리, 연뿌리, 다래, 배추, 녹두 등을 추천하며 인동초, 뽕나무 가지, 구기자 뿌리 껍질, 오미자 등은 차로 끓여 마셔도 도움이 됩니다.

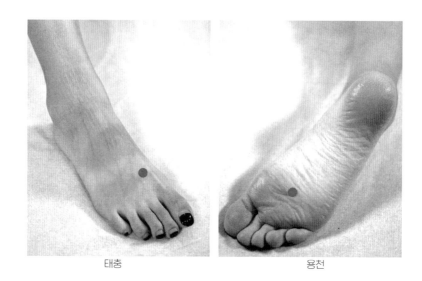

태충   용천

최근 혈당 강하에 도움이 된다고 알려져 유행하는 약재인 여주는 성질이 차고 몸의 열과 피로를 없애주는 성질이 있으며 p-인슐린, 카란틴, 모모르데신 등의 성분들이 혈당 조절에 도움이 되어 효과적이긴 하나 속이 찬 체질의 환자에게는 구토와 설사를 유발할 수 있으므로 주의하는 것이 좋겠습니다.

또한 당뇨의 원인 중 하나를 정서 불안으로 이야기하는데 정서를 안 정시켜 혈액순환 흐름에 이상이 없 도록 해줍니다. 당뇨에 좋은 혈자 리는 우리 몸의 기혈 순환을 증진 시키는 기본 혈자리인 태충, 용천, 합곡입니다. 각각의 사진을 첨부하

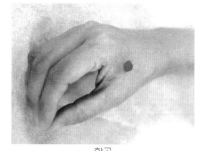

합곡

오니 각 혈자리를 지압기나 손으로 꾸욱 주기적으로 눌러주시면 효과가 더 좋을 것입니다.

건강한 생활습관이 건강을 지키는 첫걸음입니다. 당뇨 진단 후 약을 복용하거나 운동을 시작하는 것보다는 평소 내 몸에 관심을 가지는 것이 중요해 보입니다. 당뇨병성 신경병증에 전침 치료를 통해 통증을 완화한다는 연구 결과도 나와 있다고 합니다. 삶의 질 향상을 위한 한방 예방을 미리 해보시길 권해드립니다.

제7장

질병을
이겨내는 힘,
면역력
키우기

당당한 남자 되기 위한 건강 실천법

가끔씩 남성 환자분들이 치료를 받는 도중 아주 은밀하게 상담을 원하는 경우가 있습니다. 맥진 및 본인의 몸 상태를 더 자세히 알기 위해 상담 요청을 한 것인데 그중 절반 이상은 본인의 '스태미나' 강화를 위한 상담이셨습니다. 진료를 보다가도 "×××이 영 안 좋다.", "××가 힘들다." 등의 고민을 1주일에 4~5번은 듣게 됩니다.

'스태미나'라 함은 우리 몸의 전반적인 심신의 활동력을 뜻하기도 하나 대부분의 남성분들에게는 생식능력을 포함하는 단어로 비칩니다.

'스태미나'에 관심을 많이 가지고 스태미나가 강해지길 바라는 것은 인간 생명 자체의 건강함과 자손을 퍼뜨려 번창함을 이루기 위한 본능적인 면입니다. 따라서 그 기능이 약해진 것을 알고 대처하는 것, 그리고 약해지기 전에 미리 대비하는 것도 어찌 보면 본능적인 것이라고 생각합니다. 만약 메뚜기가 정력에 좋다고 알려지면 전 세계 모든 메뚜기가 없어질 것이라는 우스갯소리가 있을 정도로 동서고금을 막론하고 정력에 대한 집착은 무서울 정도로 강합니다.

남성들의 80% 이상이 성기능 장애를 겪는다는 조사가 있으며 이를 반증하듯이 시중에는 이미 너무 많은 관련 약들이 있습니다. 하지만 뭐든 지나치면 부족한 것만 못하듯 이러한 상품들은 과도한 스태미나 소모를 촉진시키기 때문에 안면홍조, 어지럼증, 구토 및 시력약화 등을 유발할 수 있습니다.

정력이 약해지는 생활습관 중 대표적인 것이 과식입니다. 과식하면 소화기계로의 혈액순환이 강화되고 생식기계로의 혈액순환이 약화되는데 이런 와중에 성관계한다면 만족도가 떨어지고 과한 에너지 소모로 정력 감퇴가 이어질 수 있습니다. 또한 술을 마시는 것도 남성 호르몬 수치를 대표하는 테스토스테론을 감소시키며 간의 지방 축적을 유도하여 성욕 저하에 큰 영향을 줍니다. 흡연 또한 말초 혈관의 수축에 영향을 주는데 특히 음경 동맥을 수축시켜 발기력 저하를 유발할 수 있습니다. 또한 꽉 끼는 옷이나 핸드폰, 노트북 같은 전자기기를 가까이하는 것도 정력 감퇴에 영향을 줄 수 있습니다.

한의학적으로는 정력이 약해지는 이유는 여러 가지가 있습니다.

1) 선천적으로 아래쪽의 기능이 약하여 우리 몸의 양기가 부족한 경우를 '신허腎虛'라고 하는데 주로 성장이 더딘 어린 학생들이나 몸이 많이 마른 중년 남성들이 여기에 해당합니다.
2) 스트레스가 과도하여 그로 인한 열이 우리 몸의 윗부분에만 머물러 열 순환이 되지 않고 아래쪽 기운이 차가워지는 것도 있는데 이를 '심화心火'라고 합니다.
3) 우리 몸의 신진대사에 필요한 체액의 개념인 '정精'이 부족하여 진액

과 혈액이 메마르면 정력이 약해지는 경우가 있습니다.

4) 간 기능이 약해지면서 혈액순환 기능이 약해져서 울체되는 '간울肝鬱'이 있습니다.

정력 감퇴를 막고 예방하기 위해선 혼자만 소극적으로 고민하는 자세가 아닌 적극적인 참여가 도움이 됩니다.

가장 추천드리는 것은 운동요법이며 많이 알려진 케겔 운동을 추천드립니다. 여성뿐만 아니라 남성들에게도 골반 근육의 강화는 건강한 성생활 및 성기능 강화를 위해 필요합니다.

소변을 참을 때처럼 힘을 줬다 뺐다 하는 운동을 반복하는 것인데 생각보다 쉬운 동작은 아닙니다. 하지만 이 동작은 소변 줄기 끊을 때 사용되는 근육인 요도괄약근을 단련시켜 발기부전 개선 및 사정 능력 향상에 도움이 되며 요실금 예방 관리에 도움이 되고 방광탄력 강화, 치질 예방 강화 등도 도움이 됩니다.

그 외에도 다음의 운동요법들도 성기능 강화에 도움이 될 수 있습니다.

1. 런지 – 다리 앞으로 내밀고 구부리기

반드시 선 상태에서 한쪽 다리를 가능한 한 멀리 앞쪽으로 내딛으면서 반대쪽 무릎을 바닥에 닿을 정도로 구부리고 다시 펴는 동작을 좌우 번갈아 가면서 20회 정도 시행해보세요.

2. 스쿼트 – 무릎 높이로 앉았다 일어나기

다리를 어깨너비로 벌리고 복부에 힘을 준 다음 정면을 본 상태로 천천히 무릎을 구부리면서 엉덩이를 무릎 높이까지 내렸다가 올립니다. 20회 정도 반복합니다.

3. 엎드려 윗몸 일으키기

엎드려서 양손으로 어깨 바로 아래 바닥을 짚으며 팔꿈치를 펴면서 윗몸을 가능한 한 높이 들어 올리며 이때 머리를 뒤로 젖히지는 말아주세요. 20회 정도 반복해 주세요.

4. 고무공으로 허벅지 조이기

탱탱볼이나 메디신볼을 이용하여 허벅지 사이에 끼워 힘을 줘 오므렸다 펴는 동작을 반복해 줍니다. 이 동작은 내전근을 자극하여 성기능 강화에 도움이 됩니다.

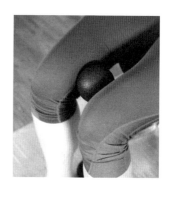

식욕은 성욕과 정비례한다는 말이 있는 것처럼 건강한 식생활을 통해 성욕 증진 및 성기능 강화에 도움을 받을 수 있습니다. 성호르몬 생성에 도움을 주는 리놀렌산이 풍부한 호두, 아르기닌이 풍부하여 발기력 상승을 도와주는 호박씨, 페닐에틸아민으로 혈액순환을 향상시키는 데 도움이 되는 초콜릿, 아연, 철분, 칼슘 등이 풍부한 굴 등이 도움이 될 수 있습니다. 그럼에도 증상의 호전이 더디다면 가까운 한의원에서 정밀한 상담을 받아본 후 치료를 진행하는 것이 좋겠습니다.

보약을 먹으라굽쇼?

진료실에 화초를 키운 지 한 5년 되었나…

화초도 반려견과 키우는 느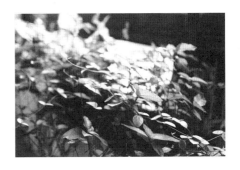낌은 같아서, 애들이 시름시름 잎이 시들고, 누렇게 뜨는 모습을 보기만 하면, 물주랴, 영양제 공급하랴 수선을 떱니다. 또 볕이 좋은 곳에 놓아주고, 환기도 때때로 시켜줍니다. 보통은 이런 정성이 들어가면 화초들은 다시 생기生氣를 얻어 잎과 줄기가 튼튼해지고, 꽃도 피게 마련입니다.

화초가 시들어 가니까, 농약을 치기보다는 거름도 주고 환기도 시켜줄 생각을 먼저 하는 것은 자연 친화적인 생육을 하기 위한 노력일 겁니다.

한의학적으로 생각해 보니 이것이 바로 한의학에서 말하는 보법補法입니다. 한의학 치료방법이 참 자연 친화적인 방법이구나… 하는 생각이

듭니다.

보통의 경우 환자의 기$_{氣}$가 허$_{虛}$하면 여러 가지 증상이 나타납니다. 어지럽기도 하고, 소화도 안 되고, 기운도 없고, 짜증도 나고….

이렇게 여러 가지 증상을 살펴보아, 원기$_{元氣}$가 부족하다고 느낄 때 보약 계통의 처방으로 보법$_{補法}$을 쓰면, 생각 밖으로 좋은 결과를 얻는 경우가 많습니다.

휴대폰에 배터리가 부족하면 휴대폰으로 전화도 못 걸고, 알람도 안 되고, 인터넷도 안 되고… 그렇다고 이런 증상들이 각각의 기능의 고장이 아니고, 배터리를 충전하면 그만인 것과 같습니다.

우리가 보기$_{補氣}$, 즉 보약을 먹어서 해결할 수 있는 질환들이 생각보다 많습니다. 이러한 것들을 양의학적으로는 면역력 증강이라고도 하고, 자율신경계를 조절한다고도 합니다. 또 항산화 작용을 한다는 표현으로 설명하기도 합니다.

우리는 보통 화초가 시름시름 할 때, 거름을 주거나 영양제를 주입하려고 하지, 농약을 먼저 치려고 하지 않습니다. 심지어 우리가 먹는 채소의 경우 거름을 주어 기른 채소를 '유기농'이라고 선호하는 반면, 농약을 친 채소는 껄끄러워하기도 합니다.

한의사가 되고 나서 초기에 환자에게 "보약을 드세요."라고 하는 말이 순순히 입이 떨어지지 않았던 기억이 납니다. 왠지 내가 '약장사'는 아닌가…라는 생각도 들고….

하지만 경험이 쌓이다 보니 이러한 보법補法을 이용해서 여러 난치 환자를 치료한 이후에는 사안에 따라서는 적극적으로 보약補藥을 권하는 경우가 많아졌습니다. 특히, 어지럼증, 치매, 중풍 예방, 만성 피로, 허약 등의 보법補法이 필요한 한자가 매우 많습니다.

중국의 금원金元 시대의 유명한 한의사 중 한 명인 이동원 선생이 이 보법補法을 그리도 좋아했다고 합니다. 개인적으로는 저 역시 보법을 좋아합니다.

한의학적으로 병균이나 바이러스 등 인체에 안 좋은 영향을 미치는 기운을 일컬어 사기邪氣라고 합니다. 이런 병균이나 바이러스 등의 사기邪氣를 없애는 방법을 사법瀉法이라고 부릅니다. 항생제나 소염제 등의 요법은 사법瀉法에 해당합니다.

한의원의 진료 현장에는 몸의 정기를 보하는 보법 치료에 해당하는 처방이 매우 세분되고, 다양합니다. 단순히 특정 영양 성분을 보충하는 영양제나 건강보조식품과는 대별되는 것이 한의약의 보약補藥이라 할 수 있습니다.

보법補法… 다시 한 번 관심을 받아야 할 때입니다.

폐·기관지 질환 예방, 가정에서
간단히 하는 중국의 '삼복첩 요법'

양의학에 '독감 예방 접종'이 있다면, 한의학에는 붙이는 삼계탕 '삼복첩'이 있습니다.

호미로 막을 것을 가래로 막는다는 말이 있습니다. 이 말을 건강 측면에 접목하면 더욱 공감이 갑니다. 건강은 건강할 때 예방하고 지켜야 합니다. 예방하면 적은 비용으로 편안하게 건강을 유지할 수 있는데, 질병을 키우는 경우가 참 많습니다.

초복이 지났습니다. 삼계탕을 먹으려고 보니, 근처의 삼계탕집은 모두 예약이 끝나버렸네요. 삼계탕을 먹으면 몸이 보해지는 이유는, 삼계탕의 닭고기, 인삼, 대추, 마늘, 황기, 찹쌀 등이 몸 안에 양기를 보충하여 여름에 냉해지기 십상인 복부 심부의 중심체온을 높여 주기 때문입니다. 한의학 원리에 가장 적합한 보양식이라 할 수 있습니다.

중국과 대만에서는 복날이면 한약방으로 찾아갑니다. 붙이는 삼계탕이라고 할 수 있는 삼복첩을 구하기 위해서입니다. 삼복첩은 본래 중국이나 대만에서는 '혈위첩부요법'이라고 하여 여름에 시술하는 일종의 치료법입니다. 중국과 대만에서는 여름에 삼복첩을 붙이면 겨울에 감기가 걸리지 않는다고 여겼을 정도로 보편적인 한방 건강법으로 여름에 보양식으로 중심체온을 높이는 원리를 의료적으로 응용한 것이라고 할 수 있습니다.

삼복첩이란?

초복, 중복, 말복 더위에 삼계탕을 먹듯이 백개자, 세신, 고삼 등 몸을 따뜻하게 하고 호흡기 면역력을 강화해 주는 약재들의 진액을 피부가 흡수하기 좋은 형태의 패치로 만들어서 일종의 붙이는 파스처럼 만든 것입니다. 이러한 파스(패치)를 초복, 중복, 말복의 삼복 날 전후에 10일 간격으로 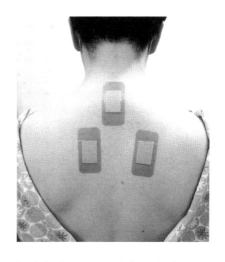 3회에 걸쳐서 한의학적인 오장육부의 반응점(경혈) 중에서 호흡기 경락에 해당하는 혈자리에 붙입니다.

이를 통해 삼복패치의 약재 성분이 호흡기 경락으로 스며들어서 호흡기를 튼튼하게 하고 체내에 양기를 길러서(몸속에 있는 한기를 몰아내어) 면역력을 증진시켜 주는 것입니다.

즉, 삼복첩이란, 돌아올 환절기와 겨울에 발생하는 병을 여름에 미리 예방해 주는 동병하치冬病夏治의 원리로 여름에 시행하는 일종의 '한방 독감 예방 접종', '한방 폐렴 예방 접종'이라고 할 수 있습니다.

삼복첩의 예방 원리는 무엇일까요?

여름에 덥다고 너무 차가운 것(아이스크림, 얼음, 찬 음료, 차가운 방바닥, 에어컨 등)을 찾으면 오히려 몸에 탈이 나기 쉽습니다. 여름과 겨울의 외부 기온 변화와 그에 따른 체열 분포가 상반되기 때문에 여름철에 탈이 나는 것입니다. 여름에는 무더운 날씨 탓에 기온이 많이 올라 피부로 열기가 집중되면서 상대적으로 속은 냉하게 됩니다. 이는 체열을 땀구멍을 통해 빨리 배출하기 위한 생리적인 현상입니다(여름에는 겉은 뜨겁고 속은 찹니다).

반면 겨울에는 날씨가 추워 기온이 내려가기 때문에 우리 몸에서는 체열을 허비하지 않기 위해 심부에 깊이 집중합니다. 이는 체열을 보호하여 오장육부의 활동이 저해되지 않도록 하기 위함입니다(겨울에는 겉은 차고 속은 상대적으로 따뜻합니다). 그런 이유로 한여름에는 배가 피부 표면보다 찬데, 찬 음식을 잘못 먹으면 쉽게 설사나 배탈을 일으키게 됩니다. 반면에 겨울에는 체열이 지나치게 배로 집중되어 오히려 답답해서 오장육부 활동에 지장을 초래하기 십상이라, 찬 음식이나 음료를 적당히 섭취해서 복부 깊은 부위의 열을 어느 정도 흐트러뜨리는 작용이 필요합니다.

요즘처럼 미세먼지 등으로 공기가 심각하게 나빠져서 호흡기 질환이 많은 시기에 겨울에 찬 기운을 접했을 때 발생할 수 있는 감기, 비염, 천식 등을 여름의 왕성한 기운을 이용하여 저렴한 가격에, 간단하게, 부작용이 없이 예방할 수 있다는 점에서 큰 의미가 있다고 생각합니다.

삼복첩으로 겨울철 질병, 여름에 미리 예방하세요!

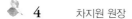
덥지도 않은데 자꾸 땀이 나요… 다한증

필자가 한의대 재학 시절 동기 중 한 명이 다한증을 심하게 앓고 있었습니다. 이 친구는 지하철을 타면 땀이 너무 많이 나 생활이 안 되어 차를 타고 다닐 정도로 다한증이 심했었습니다. 한의대를 온 이유도 한의학적으로 다한증을 고칠 수는 없을까 해서 왔을 정도니 말 다했죠. 전에는 손에 땀이 흥건하여 악수도 하지 못할 정도였는데, 한의사가 된 지 10년이 지난 지금은 웃으며 편하게 악수할 정도로 이 친구 다한증은 눈에 띄게 좋아졌습니다. 한약과 침을 통한 한방치료로 효과를 많이 봤고 생활습관 개선을 통해 관리하고 있었습니다.

땀을 많이 흘려야 건강하다는 말이 있습니다. 하지만 이는 일부분에 불과합니다. 땀은 사람이나 동물의 피부에서 분비되는 진액입니다. 땀은 보통 더울 때 열을 식히기 위해 체온 조절 기능이 작동하는 경우가 대부분인데 그 외에 노폐물을 배설하고 피부가 건조해지지 않도록 피부 표면의 보습을 유지해 주며 사물을 잡을 때 접착력을 제공하기도 합니다. 하지만 이런 건강한 땀만 있는 것이 아니라 스트레스나 자율신경의 긴장, 몸이 허약해서 땀이 배출되어 우리 몸의 건강한 기까지 빠져나가곤 합니다. 쉽게 생각하여 식은땀 같은 류가 이에 속한다고 볼 수 있습니다.

땀이 많이 나는 다한증은 크게 다섯 가지로 분류할 수 있습니다. 낮에 비 오듯 전신으로 땀이 많이 나는 지한증(전신다한증), 잘 때 땀이 많이 나는 도한증, 손발에 땀이 많이 나는 수족다한증, 머리와 얼굴에 땀이 많이 나는 두한증과 사타구니에 땀이 많이 나는 음한증이 있습니다.

1) 덥지도 않은데 땀이 얼굴에 또는 온몸에 흐르는 지한증은 기력이 약해져서 약해진 기력이 모공을 잡아주지 못하기에 땀을 계속 흘리는 것입니다.
2) 밤에 땀을 뻘뻘 흘리다가 깨는 도한증은 신장의 기운이 떨어진 사람에게 나타나는데 신경쇠약, 신장 근육의 혈액 부족, 생식기능 저하 등이 주요한 원인입니다.
3) 손과 발에 땀이 많이 나는 수족다한증은 스트레스, 긴장의 원인으로 심장에 열이 쌓여 나타나는 것입니다.
4) 머리와 얼굴에 땀이 많이 나는 두한증은 비위에 쌓인 습열이 위로 치솟아 땀으로 나타나는 것인데 주로 스트레스를 술이나 기름진 음식으로 해결하는 사람에게 많이 나타납니다.
5) 사타구니가 항상 축축한 음한증은 중년 남성에게 흔히 나타나는데 음주, 육식 과다, 잦은 성생활로 인한 간경습열로 나타나는 것입니다.

이처럼 땀이 많이 난다고 해서 다 같은 다한증이 아니라 각기 다른 원인으로 인해 나타나는 것임으로 치료와 관리 또한 세부적으로는 다릅니다. 크게 봤을 땐 체내의 습열, 스트레스로 인한 긴장, 기력의 저하를 3 대 원인으로 꼽을 수 있습니다. 병의 원인을 하나에서만 찾으려 하면 시각이 너무 편협해집니다. 보통 병은 여러 원인들이 복합적으로 작용하여 증상으로 나타나는 것입니다. 병의 경중에 따라 한 가지 원인만 제거해도 낫는 경우가 있는 반면 여러 원인들을 종합적으로 치료하고 관리해야 낫는 경우도 있습니다.

보통 이런 치료가 쉽지 않은 만성병이 다양한 원인으로 인해 발생하고 종합적으로 치료해야 나을 수 있습니다. 충분한 휴식과 식습관 개선을 통해 기력을 회복하고 다한증에 좋은 음식인 오미자, 오이, 팥 등을 충분히 섭취하고 치료 또한 함께 받

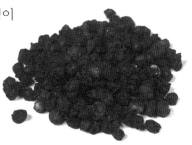

오미자

으며 종합적으로 관리해야 개선될 수 있을 것입니다.

집에서 간단히 해먹을 수 있는 오미자차로 쉽게 관리해 볼 수 있습니다. 오미자란 단맛, 신맛, 쓴맛, 짠맛, 매운맛 다섯 가지 맛을 낸다고 하여 그 이름이 오미자라고 하는데, 그중에서도 신맛이 가장 강합니다. 신맛은 오행배속 상 물의 기운에 배속되어 수렴하는 성질이 강하여 땀을 멎게 하는 효능이 있습니다. 물 1L에 오미자 두 큰술 정도 거름망에 담고 20분간 끓여내어 차처럼, 혹은 물처럼 편하게 마시는 습관을 들이면 서서히 좋아지는 것을 느끼실 수 있을 겁니다!

밤낮이 바뀐 사람들을 위한 건강관리

옛날 옛적 전통 사회는 기본적으로 농경사회였습니다. 농업작물을 생산하기 위해선 태양광이 필수적이었기 때문에 낮에 일하고 밤에 자는 생활이 당연했지요. 하지만 복잡한 현대사회로 넘어오며 낮에 모든 걸 할 수 없기에 생업을 밤낮이 바뀐 채로, 밤에 일하고 낮에 자는 사람들이 점점 늘어나는 추세입니다.

한의학을 지탱하는 가장 뿌리가 되는 이론은 음양오행 이론입니다. 그중에서도 음양은 서양에서도 'Yin and yang'으로 불리며 한 번쯤은 들어봤을 정도로 유명한 이론입니다. 음과 양은 상대적인 것으로 절대 양과 절대 음은 존재하지 않습니다. 여자가 음이고 남자가 양이라 하지만 남자 중에서 음에 더 가까운 사람도 있고 여자 중에서도 양에 더 가까운 사람이 있듯이 말입니다. 그렇지만 가끔은 절대적이진 않더라도 그 기준이 필요한 경우들이 있는데 그럴 때 기준이 되는 것이 주로 해와 달입니다. 그만큼이나 하늘, 즉 해와 달은 각각 양과 음의 성질에 가장 가까운 것입니다. 그리하여 낮에는 양의 기운이, 밤에는 음의 기운이 충만한 것입니다.

태양과 가까운 양의 기운은 생물활동의 근간이 됩니다. 발(뻗어나가)하며 온(따뜻하게)하는 성질을 가진 양은 만물이 성장하는 데 있어서 기본 성질입니다. 과학적으로도 생태계의 기본이 되는 식물의 성장도 태양 에너지를 기반으로 성장합니다. 무릇 인간도 이와 같아서 양의 기운이 충만한 낮에 움직이고 활동하는 것이 정상입니다. 인간은 소우주로서 우주의 기운, 자연의 기운과 끊임없이 소통하며 그 기운을 받습니다. 반대로 수렴하고 저장하는 음의 기운이 충만한 밤에는 수면에 듦으로써 휴식을 취하는 게 자연의 바른 이치고 인체의 건강에도 이롭습니다.

현대사회에도 생체시계이라는 개념이 있습니다. 사람을 비롯한 동식물 세포 안에는 생리현상을 주관하는 생체 리듬, 즉 시계와 같은 메커니즘이 작동하고 있다는 것입니다. 이를테면 식사를 언제 해야 할지, 또는 언제 자고 언제 일어나야 할지 등을 주기적으로 알려주는 기능을 말합니다. 과학적으로도 초파리에게서 생체 리듬을 컨트롤하는 유전자를 분리하는 데 성공한 연구 사례도 있습니다. 이 유전자 신호에 따라 주기적으로 밤에는 세포 내 분자가 축적되고 있으며, 또 낮에는 분해되고 있다는 사실을 확인했습니다. 한마디로 세포 안에서 스스로 움직이는 시계 태엽과 같은 생체시계 메커니즘을 발견한 것이지요. 심지어 햇빛이 없어도 잎들은 일상적인 밤낮의 주기에 따라 움직인다는 사실을 발견하여 식물에도 생체시계가 돌고 있다고 증명했습니다. 음양이론과 인체 소우주 이론이 과학적으로도 증명된 것입니다.

이렇듯 사람이 낮에 활동하고 밤에 자는 것이 자연스러운 것이고 반대로 낮에 자고 밤에 일하는 것은 부자연스러운 것으로 건강을 해칠 우려가 있습니다. 가능하면 순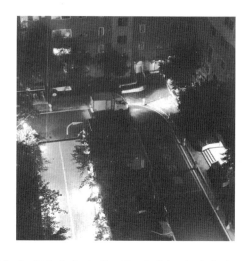
리대로 사는 것이 좋겠으나
현대사회에 들어 밤에 일하
는 직장도 우리 삶에 있어서
필수적인 요소가 되었습니
다. 이런 분들은 생체시계가
망가지고 음양의 균형도 흐
트러지기 마련입니다. 때문
에 충분한 휴식과 규칙적인
식습관이라도 챙기도록 각별히 유념하시어 오래도록 건강을 유지할 수
있도록 해야 할 것입니다.

  망가진 생체시계와 흐트러진 음양의 균형을 바로 잡는 가장 좋은 습
관은 바로 반신욕입니다. 반신욕은 하체를 따뜻하게 하고 상체를 차게
합니다. 아래쪽에서 따뜻해진 기운은 위로 올라가려 하고 위에서 차가
워진 기운은 아래로 내려가려 하는 성질이 있기 때문에 자연스럽게 상
하 대류현상이 발생해 순환을 원활하게 하고 음양의 균형을 바로잡아
주며 이로써 망가진 생체시계를 고치는 데 결정적인 역할을 하게 됩니
다. 아침에 자서 저녁에 일어났을 때 기상 직후 반신욕을 하는 것이 가
장 효과적입니다. 어쩔 수 없이 밤낮이 바뀐 상태로 살아야 한다면 혹사
하는 몸을 위해 하루 30분씩만 투자해서 반신욕으로 바로 잡아주는 건
선택이 아닌 필수일 것입니다!

제8장

작은
실천으로
기분도
마음도 더
좋아집니다

활짝 웃지 못하는 구안와사 환자들을 위한 안내문

2000년대 초반에 유행했던 드라마 '허준'을 보신 분들이라면 구안와사에 대해선 알고 계실 겁니다. 후궁의 오빠가 구안와사에 걸려 고생하는 장면이 나오는데 어릴 적엔 실제로 입이 돌아간 분을 섭외했나 생각할 정도로 너무 연기를 잘하셨고 입이 돌아간 증상 자체를 태어나서 처음 봐서 엄청난 충격으로 다가왔었습니다.

극 중에서만 나올 법했던 구안와사는 제 생각보다 훨씬 많은 케이스로 접할 수 있었습니다.

본과 병원실습 때 참관했던 환자들 중에서도 구안와사 증상으로 고생하시는 분들이 많이 있었습니다. 공중보건의 시절 첫 진료환자도 구안와사로 고생하신 분이었고 현재 운영하는 한의원에도 평균 3~5%의 구안와사 환자가 내원하여 치료를 받습니다. 저를 찾아왔던 구안와사 환자들의 연령도 고루 분포되었었고 성별에 따른 발병률 또한 큰 차이가 없었습니다. 누구에게나 생길 수 있는 질환이며 그만큼 이 질환에 대해 많이 알리고 예방할 수 있으면 좋겠다는 생각이 들었습니다.

구안와사는 구안괘사라고도 불리며 입과 눈 주변 근육이 마비되어 한쪽으로 비뚤어지는 질환입니다. 임상에서는 안면신경마비 중 말초성 질환을 의미하며 뇌졸중 및 뇌종양으로 발생하는 중추성 신경마비와는 구분하여 치료합니다. 중추성 마비는 중풍으로서, 마비된 안면의 이마에 주름을 잡을 수 있으며 눈을 깜박일 수 있으나 말초성 마비는 마비된 안면의 이마에 주름을 잡을 수 없으며 눈을 감는 것도 힘들 수 있으니 확인 후 내원해 주시는 것이 좋습니다. 말초성 신경마비는 총 12개의 뇌신경 중 7번째 신경인 안면신경의 기능이 정상적이지 못하여 생기는 근육마비로서 대부분 양호한 예후를 보이지만 경우에 따라서는 완전 회복이 되지 않고 후유증이 남는 경우도 있습니다.

구안와사라는 질환은 환자 본인도 인식하지 못하는 사이 갑자기 찾아올 수 있으므로 안면마비 증상이 있는지 미리 확인해 보는 테스트를 해 보는 것이 좋습니다. 다음의 테스트 문항 중 세 가지 이상에 해당한다면 구안와사를 의심해 볼 필요가 있습니다.

1) 음식 맛이 평소와 달리 안 느껴진다.
2) 눈물 조절이 잘 안 된다.
3) '아에이오우' 입 모양을 만들 때 불편하다.
4) 소리가 잘 안 들린다든지 귀에 통증이 생긴다.
5) 코끝이 한쪽으로 휘어있는 느낌이 있고 코에 주름이 안 생긴다.
6) 물을 마실 때 한쪽으로 흘린다.

한의학에서는 구안와사의 원인을 크게 다음과 같이 보고 있습니다. 첫 번째는 풍한風寒, 차가운 바람이나 차가운 환경인데요. 근육에 한기가 들면 근육의 이완 및 수축에 영향이 가기 때문에 생길 수 있습니다.

두 번째는 면역력 저하로 인한 기혈의 손상입니다. 지속적인 스트레스와 과로로 인하여 구안와사 증상을 호소하여 내원하는 젊은 환자분들의 원인에 해당합니다. 세 번째 원인은 어혈 생성입니다. 교통사고, 타박상 등으로 인하여 안면부에 생긴 충격으로 구안와사가 나타날 수 있습니다. 마지막으론 감염성 외상으로 인한 것입니다. 중이염, 대상포진 볼거리 등으로 인하여 안면부 마비가 온 경우에 해당합니다.

구안와사는 습관을 바로잡는다면 충분히 예방할 수 있으며 치료 기간도 줄일 수 있습니다. 이미 증상이 나타나신 분들에겐 가장 필요한 것은 마음의 안정이라고 생각합니다. 구안와사 증상이 처음 나타나면 최소 1주 정도 증상이 더 심해지는 기간이 생기기 때문에 치료하고 더 악화되는 것 같아 보일 수도 있습니다만 마음을 편히 갖고 곧 풀린다고 생각하는 것이 좋을 것입니다.

우선 안면부에 차가운 것이 닿지 않도록 유의해야 합니다. 안면의 혈액순환 개선을 위한 온찜질이나 따뜻한 온수로 세수하는 방법도 안면부 체온을 올리는 방법이 됩니다.

또한 금주하면서 기름진 음식을 먹지 않는 것이 중요합니다. 술은 우리 몸의 기혈 순환을 방해하며 전신 체온유지에 도움이 되지 않기 때문에 근육이 더 굳게 만들어 줍니다. 기름진 음식 또한 조심해야 하는데 이는 한의학적으로 말하는 경락 중 안면부 경락에 소화기와 관련된 경락이 많이 지나가기 때문입니다. 가능한 소화기계에 부담을 주지 않는 음식들 위주로 식사하는 것이 예방 및 치료에 도움이 됩니다.

구안와사 증상이 있는 분들 중 일부는 눈이 감기지 않아 눈물이 맺히거나 구안와사로 눈물샘이 좁아지는 악어눈물 증후군이 나타나는 경우도 있습니다. 이런 경우엔 눈을 안대로 보호하기 위해 일회용 안대를 착용하여 안구에 생길 수 있는 2차 감염요인을 차단하는 것이 중요하며 화장품이나 비누와 같은 자극 요소들이 닿지 않도록 하는 것이 중요합니다. 또한 환측 안구에 생길 수 있는 결막염과 시력저하를 막기 위한 생리식염수나 인공 눈물 또한 준비해 주는 것이 좋겠습니다.

또한 기혈의 순환을 저해하는 요소들을 예방해야 합니다.

과도한 기혈소모를 유발할 수 있는 운동이나 사우나 등은 체내 진액이 부족해져 구안와사의 전조증을 심해지게 할 수 있으며 구안와사 증상을 장기화시킬 수도 있습니다. 가벼운 스트레칭 정도나 마사지가 더 도움이 됩니다. 마사지는 매일 반복적으로 자주 해주는 것이 좋은데요, 마비된 쪽만 풀어주는 것보단 안면 양측을 같이 마사지해 주는 것이 좋습니다.

우선 풀어야 하는 근육은 교근(턱 근육), 볼 근육, 구륜근(입 주위 근육) 입니다.

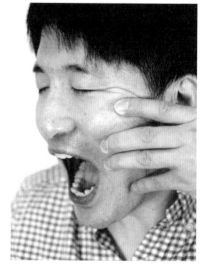

교근을 풀어주는 방법으로는 이마와 눈 주위를 원으로 그리면서 아래로 쳐진 입을 위로 올리는 방향으로 마사지하는 것입니다. 볼 근육을 풀어주는 방법은 입술을 다

문 채 공기를 구강에 넣은 후 좌우를 순서대로 부풀어 오르게 하는 방법입니다. 또한 볼 근육이 커지도록 입에 공기를 풍선처럼 넣는 것 또한 볼 근육을 풀어주는 데에 도움이 될 수 있습니다. 구륜근을 풀어주는 방법은 마비된 안면부에 손을 넣고 바깥쪽으로 당겨주는 방법인데요, 당겨주면서 입을 움직이는 것이 더 도움이 될 수 있습니다.

마지막으로 중요한 것은 체력을 평소에 강하게 하는 것입니다. 외감성 원인으로 인한 구안와사는 평소의 기력저하가 있는 분들에게 많이 나타나기 때문에 평소 건강관리를 잘하는 것이 중요하겠습니다.

아울러 이전에 구안와사로 고생하셨던 분들은 재발할 가능성이 있기 때문에 평소에 침, 뜸, 약침, 한약 등으로 구안와사 예방을 위한 한의치료를 병행하는 것이 도움이 되오니 한의원에서 치료받아 보시길 권장합니다.

골프공으로 간단히
나의 뇌 건강을 지키자

만성두통, 불면증, 어지럼증 관리에서부터 중풍 예방, 치매 예방 등 뇌 건강에 도움이 되는, 가정에서 간단히 할 수 있는 요법을 소개해 드립니다.

그것은 바로 골프공을 이용한 두피 마사지 요법!

위에 언급한 질환들은 한의원에서 치료할 때에도 보통 장기적인 치료를 하는 경우가 대부분이기 때문에, 가정에서 병행해서 이런 간단한 요법을 시행하면 치료 효과가 더욱 좋아지게 됩니다.

1. 골프공 준비하기

골프공이 없으면, 달걀 한 개 크기만 한 매끄러운 돌멩이나 괄사(피부 마사지를 위한 주걱같이 생긴 도구)를 이용해도 좋습니다.

2. 아침에 10분, 저녁에 10분 시간 투자로 두피 긴장을 풀어주기

골프공 두피 마사지는 간편하게 할 수 있는 것이 가장 큰 장점입니다. 보통 아침, 저녁 10분씩을 권장하지만, TV 시청이나 음악 감상 중에도

할 수 있으며, 저녁에 피로가 많이 쌓였을 때 피로회복이 필요한 경우,
혹은 공부하는 데 집중력이 떨어진 경우에도 시행하면 효과적입니다.

3. 어디를? 어떻게?

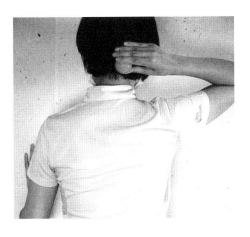

머리털이 자라는 경계 부
위를 발제髮際라고 합니다.
머리털의 경계 부위는 크게
뒷머리 부분, 귀 뒷부분 주
변, 앞이마로 나누어집니다.
이 부분을 골프공으로 지그
시 문질러 나갑니다. 경계면
을 따라서 문질러 나가기 시
작하면 특별히 아프거나 시원한 느낌이 나는 부위가 있습니다. 이런 부
분은 혈액순환이 특별히 안 되는 부분이 많으므로, 반복적으로 풀어줍
니다.

두피면을 세로방향으로 마사지합니다. 발제 부위 마사지가 끝나면,
두피 내측도 마사지해 줍니다. 이때는 머리 정수리를 기준으로 세로방
향으로 마사지를 해주면 좋습니다. 골프공으로 마사지하면서 탐색해 나
가다 보면, 역시 통증이 유난히 심한 부분이 있습니다. 이런 부분은 충
분히 풀어주면, 피로회복 및 두통, 어지럼증 개선에도 도움이 많이 됩
니다.

4. 경추 부위 마사지는 자율신경 질환 예방의 핵심

경추(목뼈)는 모두 7개가 있습니다. 잘 관리하고 마사지로 충분히 풀어

주면 많은 질환을 예방할 수 있습니다.

1) 1번 경추: 두통, 불면증, 고혈압, 만성피로, 감기 등
2) 2번 경추: 안구건조증 등의 안과 질환, 편두통, 어지럼증 등
3) 3번 경추: 치통, 신경통 등
4) 4번 경추: 코, 입, 편두통, 난청 등
5) 5번 경추: 인후부, 성대, 목소리 등
6) 6번 경추: 어깨 뭉침, 편도선염 등
7) 7번 경추: 갑상선 질환, 어깨 뭉침, 감기, 소화불량 등

골프공을 너무 세지 않게 지그시 경추 1번부터 7번부터 마사지를 해서 풀어나가기를 수일간 시행해 보면, 마음이 편해지고 몸이 개운해지는 놀라운 경험을 얻을 수도 있을 것입니다.

최근에는 탈모 예방에도 두피 마사지 요법이 시행되고 있는 것을 보면 두피 마사지는 이모저모, 일석이조一石二鳥의 효과를 발휘한다고 할 수 있습니다.

자, 이제 골프공을 구해서, 잊지 않고 사용할 수 있도록 거실 테이블 위에 제일 잘 보이는 곳에 놓고 매일 한 번 시도해 볼까요?

공황장애 어떻게 극복하나요?

최근에는 공황장애를 호소하는 분들이 부쩍 많아졌습니다. 더 이상 유명인들만의 전유물이 아닌 셈입니다. 점차 유행처럼 번지다 보니 공황장애가 아닌 증상들에 대해서도 공황장애처럼 인식하는 경우들이 많아지고 있습니다. 때문에 공황장애를 극복하려면 일단 공황장애가 정확하게 어떠한 증상인지를 이해하는 것부터 시작되어야 합니다.

공황장애는 공황발작과 예기불안을 증상으로 보이는 질환입니다.

공황발작은 'Panic attack'을 우리말로 번역한 것인데, 1) 어지럼증 2) 호흡곤란 3) 심계항진 이 세 가지 증상이 극심하게 나타나는 증상을 말합니다. 이 외에도 홍조, 구토, 떨림, 식은땀, 저림 등의 증상이 나타나기도 하지만 부수적인 증상에 해당하고요. 이때 알아두시면 좋은 내용이, 공황장애는 보통 증상이 30분 이상 가는 경우는 많지 않습니다. 그래서 갑자기 죽을 듯이 힘들어서 위험한 상황인가 하고 응급실로 달려가면, 응급실에 가서 기다리는 사이에 증상이 완화되어 아무 이상 없다는 검사 결과를 듣기가 일쑤지요. 때문에 혹시라도 급작스레 공황발작이 발생하였다면 곧 머지않아 진정될 것이라는 생각을 하는 것이 증상 완화에 도움이 됩니다.

　연구에 따르면 공황발작이 일어날 때 느끼는 공포감은 죽기 직전에 느끼는 공포감에 맞먹는다고 알려져 있습니다. 그야말로 극심한 공포를 30분 이내로 겪는 것이 공황발작인 셈인데요. 이 때문에 이러한 공황발작이 한 번 일어나고 난 다음 '또 증상이 생기면 어떻게 하지'라는 불안감 때문에 삶의 질이 현저하게 떨어지게 됩니다. 이를 '예기불안'이라고 합니다. 예기불안은 이처럼 '곧 통제할 수 없는 증상이 생길 거야', '나는 또 고통 받을 거야', '영원히 낫지 않을 거야' 등 공황발작과 관련된 신념들 때문에 불안해서 삶의 질이 떨어지는 증상을 말합니다. 예기불안에 대해서는 인지행동치료가 도움이 됩니다. 이러한 부적절한 신념에 대해서 직접적인 반박을 하는 것이지요.

　예기불안을 가진 분들이 가지는 부적절한 신념에는 다음과 같은 것들이 있습니다.

1. **"나만 이러한 증상들이 생기는 것일 거야."**
　→ 아닙니다. 공황발작은 매우 흔한 증상입니다.
2. **"또 생기면 통제할 수 없을 거야."**
　→ 아닙니다. 훈련 및 치료로 충분히 통제 가능합니다.
3. **"공황장애로 심장이 멎어 죽을지도 몰라."**
　→ 아닙니다. 공황장애는 죽음을 유발하는 질환이 아닙니다.
4. **"공황장애가 영원히 낫지 않을 거야."**
　→ 아닙니다. 공황장애는 치료로 얼마든지 개선 가능한 질환입니다.

공황장애는 또 폐소공포증을 동반하는 경우도 적지 않습니다. 폐소공포증은 답답한 공간, 어두운 공간, 정신없는 장소 등에서 공황장애와 유사한 증상을 나타내는 질환을 말합니다. 그래서 MRI 검사, 치과 치료, 미용실, 마트, 백화점, 엘리베이터, 극장, 터널, 지하철, 버스, 비행기 등에서 증상이 나타나는 경우들이 많습니다. 이러한 곳들에서 증상이 반복적으로 나타난다면 공황장애를 의심해 보는 것이 좋고, 관리 및 치료가 적극적으로 되어야 합니다.

공황장애의 증상들은 대부분 과도한 스트레스로 두뇌의 불안 중추와 교감신경계가 흥분해서 나타나는 증상들입니다. 이는 공황장애가 대부분 두뇌를 흥분시키는 여러 가지 자극이나 스트레스에 의해 발생한다는 것을 의미합니다. 그래서 스트레스를 줄이고 자극을 피하는 생활환경의 조성이 무엇보다 중요합니다.

공황장애 증상이 있을 때 가장 먼저 피해야 하는 것을 'CATS'라고 합니다. C는 카페인을 말하고, A는 알코올, T는 담배, S는 설탕을 말합니다. 이러한 네 가지는 장기적으로 두뇌에 계속 흥분을 유발하여 공황장애를 직접적으로 악화시키는 역할을 하기에 '절대적으로' 피하는 깃이 좋습니다.

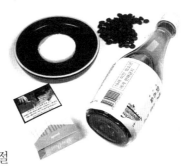

그리고 공황장애 증상은 호흡과 아주 밀접한 관련이 있습니다. 공황

장애 환자분들 가운데는 숨이 잘 안 쉬어지는 호흡곤란 증상을 호소하시는 분들이 상당히 많습니다. 이는 기본적으로 평소 호흡 패턴이 불안정하거나 상당히 좋지 않기 때문에 일어나는 일입니다. 공황장애 환자분들의 호흡에서 가장 중요한 것은 '충분히 내쉬는 것'입니다. 숨을 내쉬면 몸의 긴장이 심해질까요, 이완될까요? 쫓기다가 살아남게 되면 우리는 '휴− 살았다.' 이렇게 숨을 내쉬면서 긴장을 풀 것입니다. 즉 숨을 내쉬면 부교감신경이 활성화되어 우리 몸은 이완됩니다. 그렇지만 평소에는 늘 숨을 들이마시며 긴장을 하며 내쉬는 것을 참고 있기 때문에 공황장애와 같은 스트레스성 질환들이 발생하는 것입니다. 공황장애를 극복하려면, 숨을 충분히 잘 내쉬어야 합니다!

이렇게 연습해 보세요.

1) 한숨 쉬듯이 크게 숨을 '후−' 하고 천천히 내쉽니다.
2) 이 상태가 완전히 내쉰 상태가 아닌 경우가 많습니다. 내쉴 수 있는 끝까지 더 내쉬는 연습을 합니다.
3) 내쉬면서 몸에 힘을 최대한 빼는 연습을 합니다.

만성피로에 시달리신다고요?
- 번아웃 증후군

"너무 피곤하고, 의욕이 없고, 무기력해요!"

만성피로 때문에 고생 중이시라고요? 그렇다면 혹시 번아웃 증후군Burnout syndrome은 아닐지 확인해 보세요. 번아웃 증후군이란 의욕적으로 일에 몰두하던 사람이 극도의 신체적, 정신적 피로감을 호소하며 무기력해지고 직무에 대한 거부, 자기혐오 등의 증상을 보이는 것을 말합니다. '다 불타서 없어진다', '모두 다 타버린 연료와 같이 무기력해진다'고 해서 탈진 증후군, 소진 증후군, 연소 증후군이라고도 불립니다.

실제 우리나라 직장인 가운데 약 85%는 스트레스로 인한 번아웃 증후군에 시달리는 것으로 나타난 기사도 있었습니다. 하루 8시간이 넘는 노동시간, 과도한 정신적 스트레스 등 만성피로와 그로 인한 번아웃 증후군을 경험할 법한 환경이 너무 많은 게 현실인데요. 오늘은 단순하게만 넘기기

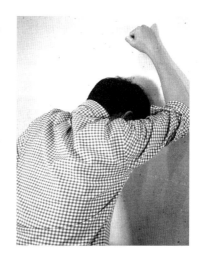

쉬운 만성피로와 그로 인한 번아웃 증후군을 소개해 드리려고 합니다.

　일상에서 늘 피로에 시달리거나, 아침에 일어날 때 몸이 무거우며 깊은 잠을 이루지 못하고 자주 깨는 사람, 의욕이 없어서 만사가 귀찮고 무기력한 감정이 지속될 때, 별것 아닌 일에 짜증 나고 예민할 때, 사람을 만나는 것이 힘들고 지칠 때가 많은 사람은 자신이 번아웃 증후군에 해당하는 것은 아닌지 생각해 봐야 합니다.

　한의학에서는 과도한 피로와 스트레스 누적으로 발생하는 신허腎虛와 심열心熱의 범주에서 접근하는데요. 심열 증상으로 인해 가슴 두근거림, 불안함, 집중력 저하, 수면장애 등의 증상이 나타나며 신허 증상으로 인해 피로감, 기력저하, 부종 등의 증상이 나타날 수 있고 이러한 증상이 지속적으로 계속되었을 때 번아웃 증후군으로 발전한다고 볼 수 있습니다. 따라서 치료 역시 심장에 열을 내려주고 열이 한쪽으로 몰린 불균형 상태를 개선하면서 피로감을 개선하고 신진대사 능력을 회복시키는 쪽으로 진행합니다. 또한 우울감, 불안감, 의욕저하 등의 심리적인 문제 해결을 위해 마음의 안정을 주고 신체와 심리상태를 함께 개선할 수 있도록 심리치료나 이완 요법 등을 병행하기도 합니다.

　만성피로나 번아웃 증후군은 여러 가지 생활습관과 관련이 많은데요. 따라서 평소 번아웃 증후군을 예방하고 만성피로에서 벗어나려면 일상생활에서 꾸준히 관리하는 것이 도움이 됩니다.

　가장 먼저는 과도한 스트레스가 원인이 되기 때문에, 업무 외에 여행,

운동 등 취미생활이나 자신만의 스트레스 해소법을 찾아서 일상생활에서 활력을 찾는 것이 좋습니다. 그리고 몸의 긴장을 풀어주기 위해 스트레칭을 자주 하고 불안한 상황이나 자신감이 떨어지는 상황에 대한 마인드 컨트롤을 연습하는 것이 도움이 됩니다.

또 한의학적으로 상열하한上熱下寒의 상태가 오래되어 발생한다고 볼 수 있기 때문에 반신욕이나 족욕과 같은 방법이 심열心熱을 내리고 신허腎虛를 개선하는 데 상당히 도움이 됩니다. 반신욕이나 족욕은 번아웃 증후군뿐 아니라 불안장애, 우울증, 불면증 환자분들께도 많이 권하는 생활관리법입니다. 이런 식의 생활 관리와 치료를 통해 정신적, 육체적인 컨디션이 향상됨에 따라 점차 활기가 생기고 외부의 스트레스를 극복하는 힘이 생겨서 결국 번아웃 증후군에서 벗어날 수 있게 됩니다.

한의원에 내원하는 다수의 만성피로나 번아웃 증후군 환자들의 경우 불안장애, 불면증, 발표공포증 등의 스트레스 질환을 겸하고 있는 경우가 많습니다. 따라서 번아웃 증후군이나 만성피로 증상을 가벼이 넘기지 마시고 증상이 의심되면 가까운 시일 내에 병원을 찾는 것이 좋습니다.

만성피로 자가진단 테스트
1) 아침에 일어나기가 너무 힘들다.
2) 어깨가 너무 무겁고 아프다.
3) 자도 자도 일상생활하는 게 너무 피곤하다.
4) 심리적으로 우울하고 스스로 불행하다는 생각이 든다.
5) 두통이 심해서 진통제 없이 살기 힘들다.

6) 의욕이 없어서 만사가 너무 귀찮다.

7) 별것 아닌 일에 예민하고 짜증 난다.

8) 몸살기 전조증상을 늘 달고 산다.

9) 생리가 불규칙하거나 생리통이 심하다.

10) 대소변 횟수가 갑자기 늘거나 줄었다.

11) 입안이 바싹 마르고 불안, 초조하다.

12) 오전에 얼굴이나 손발이 잘 붓는다.

12개의 항목 중 5개 항목에 해당되면 만성 피로 위험군

7개 항목 이상이면 만성피로 증후군

9개 항목 이상이면 심각한 만성피로, 번아웃 증후군일 수 있습니다.

불면증 극복하며 살기

"잠이 전혀 오지 않아요."

"자다가 깨서 다시 잠들기가 힘들어요."

"악몽을 계속 꿔요!"

"가위눌림 때문에 잠들기가 무서워요."

이렇게 우리는 불면증과 관련된 여러 가지
증상들을 겪으면서 살고 있습니다. 별
일 아니라고 생각하고서 쉽게 지나가
는 경우도 있지만, 극심하게 불면증을 앓
게 되면 삶의 질이 현저하게 떨어져서 생활에
큰 지장을 주게 됩니다. 아울러 여러 가지 질환의

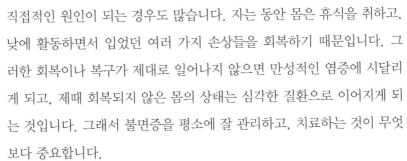

직접적인 원인이 되는 경우도 많습니다. 자는 동안 몸은 휴식을 취하고,
낮에 활동하면서 입었던 여러 가지 손상들을 회복하기 때문입니다. 그
러한 회복이나 복구가 제대로 일어나지 않으면 만성적인 염증에 시달리
게 되고, 제때 회복되지 않은 몸의 상태는 심각한 질환으로 이어지게 되
는 것입니다. 그래서 불면증을 평소에 잘 관리하고, 치료하는 것이 무엇
보다 중요합니다.

우리가 흔히 불면증이라고 이야기하는 질환은 크게 두 가지 상태로 분류할 수 있습니다. 즉 '입면 장애'와 '수면 유지 장애'입니다.

입면 장애는 간단히 말해 잠을 제때 못 드는 것입니다. 잠이 들고자 하나 아무리 노력해도 잠이 오지 않는 것이죠. 몸은 피곤하지만 잠이 쉬이 들지 않거나, 생각이 꼬리에 꼬리를 물어 만리장성을 쌓거나, 뜬눈으로 밤을 새우거나 하는 것이지요. 이는 제때 뇌의 흥분이 가라앉지 않아 스위치가 제대로 꺼지지 않기 때문에 일어나는 일입니다.

수면 유지 장애는 자주 잠이 깨는 것입니다. 깨고 다시 잠이 드는 것을 반복하기도 하고, 깨어나 다시 잠을 못 자기도 하고 하는 것입니다. 잠이 깨서 다시 자는 것이 아예 불가능한 상태를 '조기 각성 장애'라고 부릅니다. 이는 대부분 수면 리듬이 불안정해져서 그렇습니다. 수면을 조절하는 뇌가 리듬을 잃어서 깊이 잠들지 못하고 각성이 쉽게 일어나 버리는 것입니다.

입면 장애는 크게 두 가지 원인에 의해서 발생합니다.

첫 번째는 체온의 문제, 두 번째는 일주기 리듬의 문제가 그것입니다. 잠이 들기 위해서는 체온이 일정 정도 이하로 떨어져야 하거든요. 체온이 떨어질 때 그 유명한 수면 호르몬, 즉 멜라토닌이 나오게 됩니다. 그러나 스트레스를 심하게 받고 있는 상황에서는 몸의 체온이 올라가서 잠을 자려고 할 때 체온이 떨어지지 않습니다. 때문에 가슴이 두근거리고 가슴 답답함이 있고, 머리가 말똥말똥한 채로 뇌와 몸이 잠이 들 준

치료보다 쉬운 예방 주성완 원장

비를 하지 못하는 것입니다. 따라서 이러한 상황의 입면 장애를 개선하기 위해서는 스트레스를 개선하고, 체온이 낮아질 수 있도록 여러 가지 조치를 취하는 것이 좋습니다.

두 번째 일주기 리듬의 문제는 수면과 기상의 리듬에 관한 것입니다. 우리 몸은 생각보다 정교해서 잠을 자는 시간을 일정하게 유지해야 수면과 관련된 호르몬들이 제때 나오게 됩니다. 건강한 사람의 수면 관련 호르몬은 대개 저녁 9시~새벽 3시 정도에 나오게 됩니다. 따라서 이때 졸음이 쏟아지고 숙면을 취하게 되는 것이죠. 이 시간에 숙면을 취하게 되면 성장호르몬이 분비되어서 아이들은 키가 커지고, 성인들은 피부와 위장 등의 세포가 재생하게 됩니다.

반면에 이 시간에 깨어있는 직업을 가진 분들, 즉 3교대 직장 일을 하거나, 야간 업소에 근무한다거나, 아니면 PC나 스마트폰에 익숙해서 야간에 잠을 자지 않는 것이 습관이 된 분들은 이 시간에 잠이 들기가 힘들게 됩니다. 그러면 우리 몸이 이 시간이 되어도 잘 시간이 아니구나, 라고 생각해서 수면 호르몬을 내놓지 않게 됩니다. 그래서 잠들기가 힘들어지는 것이죠.

수면 유지 장애의 원인 역시 크게 두 가지입니다. 하나는 수면 무호흡증이고, 다른 하나는 하지불안증후군입니다.

수면 무호흡증은 코골이에서 좀 더 심화된 증상인데, 생각보다 꽤 많은 환자분들이 앓고 계십니다. 자다가 호흡이 멎어서 뇌가 급히 각성하게 되는 것이죠. 한국 남성의 30% 이상이 코골이를 경험하고 있고, 이 중에 20% 정도가 수면무호흡증을 겪는다고 합니다. 평소 코골이가 심한데, 수면 유지 장애가 있다면 한 번쯤 의심을 해보는 것이 좋습니다.

하지불안증후군이란 다리에 벌레가 기어가는 듯한 이상 감각이 생겨서 성가셔서 자다가 깨는 것을 말합니다. 이 역시 최근에 급증하고 있는 질환입니다. 치료를 적극적으로 하는 것이 좋습니다.

이처럼 입면 장애와 수면 유지 장애를 개선하기 위해서는 일단 평소에 스트레스를 안 받으려고 노력을 하거나, 스트레스 받은 것을 푸는 것이 무엇보다 중요합니다. 평소에 이완이 제대로 되고 있지 않기 때문에 두뇌의 흥분이 심해져서 불면증이 발생하는 것이기 때문입니다. 그리고 체온을 정상적으로 낮추는 훌륭한 방법 중 하나는 반신욕을 하는 것입니다. 잠이 들기를 목표로 하는 시간 30분 전에 20분 정도 반신욕을 하면 불면증을 극복하는 데 상당한 도움이 될 수 있습니다.

또한 잠들기 전에 공복을 유지하는 것이 무엇보다 중요합니다. 최근에는 야간에 운동하고, 단백질 보충제를 먹는 분들이 불면증을 많이 호소합니다. 야간에 야식을 먹는 것도 좋지 않지요. 음식이 정상적으로 소화되어 내려가는 데 최소 두세 시간 이상이 걸립니다. 잠드는 시간 이전에 음식을 과도하게 먹게 되면 우리 몸은 소화에 집중하느라 잠을 정상적으로 들기가 힘들어집니다. 때문에 최소한 잠이 들기 전 세 시간 이전에 먹는 것을 마쳐야 합니다.

마지막으로 커피와 담배가 수면에 지대한 영향을 미칩니다. 불면증이 심하다면 커피는 당연히 줄이거나 끊는 것이 좋습니다. 야간에 담배를 피우는 분들도 니코틴이 각성을 유발하여 잠이 들기가 어렵게 만드는데 크게 일조합니다. 커피는 가급적이면 오전에만 드시고, 담배는 수면전 세 시간 이전을 마지막으로 피우지 않으시는 것이 좋습니다.

자율신경실조증 어떻게 해야 하나요?

30대 직장인 여성 A 씨는 최근 설명하기 힘든 신체적 불편함으로 고생을 하고 있습니다. 몇 달 전부터 몸의 미세한 떨림이 계속됩니다. 아울러 피부밑에 설명할 수 없이 불편한 증상과 가슴이 답답한 증상 그리고 심장이 두근거리는 증상이 동반되고 있습니다. 이게 반복적으로 나타나 불편함 때문에 병원에서 종합 검진을 받았으나 별다른 이상이 발견되지 않아 편하게 쉬라는 이야기만 듣게 되었습니다. 이처럼 진단상 특별한 이상이 없음에도 불구하고, 자각적으로 불편함을 느끼는 증상은 자율신경실조증(자율신경 기능 이상)인 경우가 많습니다. 이는 다른 심각한 질환의 전조증인 경우가 많으므로 주의를 하는 것이 좋습니다.

자율신경계가 뭔가요?

자율신경계는 우리 몸이 자율적으로 움직이도록 하는 신경을 말합니다. 호흡, 소화, 심장박동, 수면 등은 우리가 의도적으로 조절할 수 없고 알아서 움직이는 신경의 지배를 받습니다. 이를 자율신경이라고 합니다. 이러한 자율신경은 교감신경과 부교감신경으로 나눌 수 있습니다.

교감신경은 우리 몸을 흥분시키는 신경입니다. 과도하게 흥분을 할 경우 교감신경계가 활성화되는데, 이로 인해 혈압 상승, 빈맥, 어지럼증, 두통, 목 이물감(매핵기), 호흡곤란, 두근거림(심계항진), 갈증, 안면홍조, 떨림, 머리에 땀 등이 나타날 수 있습니다. 자율신경과민이 심할 경우 온도 변화에 민감해져 피부에 시린 감각이나 타는 듯한 느낌, 벌레가 기어가는 듯한 느낌 등이 발생하기도 합니다.

부교감신경은 우리 몸을 안정시키는 신경입니다. 이러한 부교감신경이 정상적이지 않을 경우, 몸에 힘이 빠지는 증상과 더불어 멍하고 집중력이 저하되며, 부종, 설사, 두드러기 등이 동반되기도 합니다.

이러한 교감신경과 부교감신경은 흔히 차의 액셀과 브레이크로 비유할 수 있습니다. 서로 시소처럼 왔다 갔다 작용을 하는데, 자율신경 기능 이상이 발생할 경우 정상적인 조절이 안 되어 지나친 교감신경 흥분과 부교감신경 흥분을 왔다 갔다 하면서 여러 증상이 발생하는 것입니다.

자율신경계 이상의 원인은?

자율신경은 두뇌의 자율신경 조절핵의 영향을 받습니다. 이러한 조절핵은 스트레스에 취약하여 과도한 스트레스가 주어질 경우 불안정한 신호를 유발하여 조절이 어렵게 되는 것입니다. 그래서 자율신경실조증 치료에서는 스트레스 반응을 완화하는 것을 제일 우선으로 생각해야 합니다. 한약이나 침 치료는 이러한 자율신경 조절핵이 정상화되도록 돕는 역할을 합니다.

그리고 과로도 큰 영향을 줍니다. 자율신경은 신체의 안정적인 리듬을 따라서 작용하기 때문에, 과로나 불규칙한 수면 습관, 식사 패턴을 지속할 경우 리듬이 불안정해져서 자율신경계 이상이 발생합니다. 또, 커피나 알코올, 담배 등 두뇌에 부담을 주는 기호식품의 섭취가 과도할 경우 마찬가지로 자율신경 조절핵의 조절능력이 저하되어 자율신경실조증이 발생할 수 있습니다. 따라서 과로를 줄이고, 규칙적인 생활을 하며, 커피, 술, 담배 등을 피하는 것이 자율신경 기능 이상 치료의 왕도가 됩니다.

자율신경실조증의 검사 및 치료법은 뭔가요?

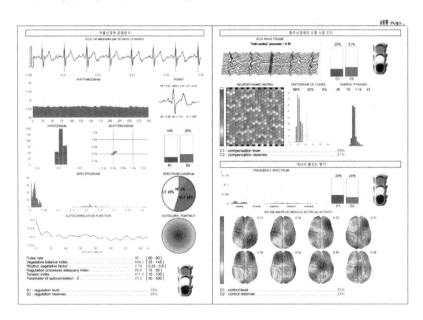

　자율신경실조증은 일반적인 병원 검사로 잘 나타나지 않는 경우가 많습니다. 자율신경을 검사하는 기계를 통해서 판단하고, 한의사의 재량으로 여러 가지 증상 및 환경을 종합적으로 판단하여 진단 및 치료가 이

루어지게 됩니다. 한의원에서는 자율신경기능 검사 기계를 통해 기본적인 진단을 하고, 여러 증상들과 체질을 종합적으로 고려하여 최종 진단을 합니다. 이후 한약 치료, 침 치료, 상담 치료 등을 통해 증상의 개선을 돕습니다.

여러 과학적인 연구에 따르면, 한약 치료나 침 치료의 경우 자율신경 조절 정상화에 상당한 도움을 준다고 알려져 있습니다. 훌륭한 자율신경실조증 치료법인 셈입니다. 이러한 자율신경실조증의 치료가 제때 이루어지지 않을 경우, 불면증, 우울증, 공황장애, 불안장애, 강박증, 하지불안증후군, 갑상선기능항진, 각종 피부 질환, 안면홍조, 다한증 등 여러 증상으로 진행되는 경우가 많습니다. 자율신경실조증이라고 부르는 증후군은 그러한 질환들의 전조증인 경우가 대부분이기 때문입니다.

자율신경실조증의 생활 관리는 어떻게 해야 하나요?

생활습관 관리도 자율신경실조증 극복의 상당히 중요한 요소가 됩니다. 자율신경 기능 이상은 스트레스가 주요 원인이기 때문에 스트레스를 줄이고, 몸과 마음의 긴장을 이완하는 방법이 필요합니다. 대표적으로 명상과 요가 및 심호흡, 마사지 등이 큰 도움이 됩니다. 또한 자율신경계 이상을 호소하는 분들 대부분이 과로하거나 불규칙한 생활습관을 가지고 있기 때문에, 낮에 충분히 햇볕을 쬐고 밤에 과로하지 않고 휴식을 충분히 취하는 것이 자율신경실조증 극복의 첩경이 됩니다.

검사상 별문제가 없다는 이야기를 들으면 방심하는데, 이는 여러 질환으로 진행하게 하는 지름길입니다. 때문에 자율신경 문제가 생긴다면 쉽게 생각하지 말고 제때 여러 가지 조치를 취해 개선하는 것이 좋습니다.

제9장

꽉 막힌 귀와 코를 뻥 뚫어 드립니다!

고요 속의 외침은 이제 그만, 사오정 탈출기

　요즘 저의 소소한 취미 중 하나가 먹방 영상을 시청하는 것입니다. 음식에 대한 참을 수 없는 식욕을 돋우는 요소 중 하나가 음식을 먹을 때 나는 소리가 아닌가 싶습니다. 보는 것만큼 듣는 것도 중요해진 시대가 온 것 같습니다.

　제가 즐겨보던 예능 프로그램 중에 귀에 큰 음악이 나오는 헤드셋을 끼고 입 모양만 보고 상대방이 내는 퀴즈를 맞히는 코너를 본 적이 있었습니다. 보는 내내 너무 재미있어서 배꼽을 잡고 웃었었고 한번 따라 해보고 싶어질 정도로 도전의식이 생겼지만 실제로 해보진 않았습니다. 제 귀에 무리가 갈까 하는 마음이 가장 먼저 들었고 귀가 좋지 못하신 환자분

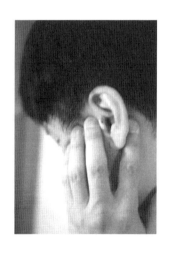

들의 입장에서 생각했을 때 소리가 잘 안 들려서 답답한 마음이 든다면 그것 또한 큰 고통이지 않을까 하는 걱정이 생기게 되었습니다. 실제로 한의원에 내원하신 어르신들 중에서도 잘 안 들려서 의사소통이 잘 안

되는 분들도 계셨고 심지어 한 분은 너무 안 들린다고 울면서 고통스러워 하기도 했습니다.

소음으로 가득 찬 주변 요소들이 많기 때문에 귀가 건강해질 수 있는 환경이 조성되지 않고 이로 인한 병증, 특히 난청 환자가 최근 들어 증가하고 있습니다. 난청은 청력이 저하 또는 손실된 상태를 뜻하는데 소리의 기계적인 수신에 장애가 생긴 전음성 난청, 달팽이관이나 뇌 신경의 병변으로 생긴 감각신경 난청으로 구분할 수 있습니다. 정상적인 사람이 들을 수 있는 가청주파수는 20Hz~20,000Hz인데 최고 가청주파수가 8,000Hz 이하로 측정된다면 보청기 착용을 고려해 볼 정도의 심각한 수준인 것으로 알려졌습니다. 흔히 말하는 데시벨 순음청력검사로 봤을 때 정상 소음에 대한 역치는 50dB(비행기, 대포 소리)이며 90dB 이상의 청력역치가 나온다면 언어 청취가 불가능하다고 보면 됩니다.

난청이 의심된다면 다음의 증상들이 있는지 확인해 보는 것이 좋습니다.

1) 여성과 아이들의 목소리가 잘 들리지 않는다.
2) 정면에서 대화하지 않을 때 소리가 잘 들리지 않는다.
3) 대화할 때 상대방의 발음이 웅얼거리는 듯한 느낌이 든다.
4) 주변 사람들에게 TV나 라디오 소리가 너무 크거나 너무 작다고 말해본 적이 있다.
5) 전화통화가 힘들어 문자로 이야기하는 것이 더 편하다.
6) 영화관이나 공연장 등의 대형장소에서 들리는 소리의 청취가 어렵다.

이런 증상들이 있다면 난청이 의심되며 청력 상태를 면밀하게 살펴볼 필요가 있습니다.

한의학적으로 난청이나 이명 등이 청력장애는 내이 질환에 해당하며 크게 풍열, 스트레스, 담 등으로 인한 돌발성 난청, 비위허약, 심혈부족, 신정부족 등으로 인한 간헐적 난청으로 구분할 수 있습니다. 돌발성 난청은 바람 부는 소리와 가려움증 및 극심한 통증을 호소하며 간헐적 난청은 피곤하거나 저녁 늦게 발생하며 통증 부위가 점차적으로 움직이며 다양한 소리가 난다고 알려져 있습니다. 청각세포의 손상이 원인일 수도 있으나 장부의 기능 장애가 문제를 일으킬 수도 있으며 여러 장부들 중 장부의 정기가 모인다고 보는 신장의 문제가 클 가능성이 있습니다. 신개규어이腎開竅於耳라고 표현하는데, 신장의 기운이 귀와 관련되어 있다는 이야기입니다.

청각장애의 경우 환자의 1/3은 자연적 호전, 1/3은 무호전, 나머지 1/3은 점진적 악화 증상을 보인다고 하나 환자의 입장에선 조금이라도 증상을 완화하고 예방할 수 있는 조치가 간절합니다. 그렇다면 난청, 이명 등의 증상을 예방할 수 있는 방법은 어떤 게 있을까요?

가장 중요하면서도 기본적인 수칙은 소음으로부터 귀를 보호하는 것입니다. 과도한 소음에 노출되지 않도록 합니다. 소음이 매우 심한 작업장에 오래 있거나 음악 감상을 심하게 자주 하는 경우 청각장애가 발생하는 사례가 종종 발견됩니다. 소음을 줄여줄 수 있도록 귀마개를 끼거나 소음요인을 조절하는 것이 좋습니다. 이어폰의 경우 최대 음량의

60% 이하, 하루 60분 정도만 사용하도록 WHO에서 권장하고 있다고 합니다. 세균 감염으로 인한 청각장애가 올 수도 있으므로 일주일에 한 번씩 이어캡 부분을 소독해 주는 것이 좋습니다.

또한 어린아이들이 귀가 안 들린다고 말할 경우 감기로 인한 중이염 발생이 많은데 이를 제때 치료하지 않아 청각 기능에 악영향을 주는 경우도 있습니다. 주기적인 검진을 통해 만성 청각 질환이 되지 않도록 신경 써야 합니다. 또한 귀지로 인한 증상일 수 있기 때문에 귀지를 녹이거나 귀지를 파는 것도 방법일 수 있으나 과도한 귀 후빔은 오히려 귓속 염증을 유발하니 신중해야 합니다.

노인의 경우 성인병, 대사증후군 등의 지병으로 인하여 청각 기능 활성이 떨어질 수도 있습니다. 혈압을 낮춰야 청각기관 주변의 혈액순환이 원활할 수 있으므로 규칙적인 운동을 해야 하며 과로와 스트레스를 피해 적절한 휴식을 취해야 합니다. 커피, 콜라, 담배 등의 신경자극제를 피하는 것이 좋으며 고나트륨 식품 섭취를 제한하는 것이 청각장애를 없애는 데 도움이 됩니다.

청각장애는 귀 자체의 문제에만 국한되지 않으며 원기의 부족, 과도한 땀 흘림, 불면증 등의 원인으로 인하여 증상이 심해질 수도 있으므로 이차적인 문제가 생기지 않도록 복합적인 예방책이 필요합니다.

귀 건강을 위하여 하루에 15분씩 귀 마사지를 하는 것도 좋습니다. 양손으로 귓불이나 귀 위아래 부분을 잡아당기거나 귀를 접어 맞닿게 하는 등의 방법이 있는데 피로 해소 및 혈액순환에도 도움이 됩니다. 추천 드릴 수 있는 혈자리는 다음과 같으니 참고하시길 바랍니다.

1) 이문: 귓바퀴 아래 붙어있는 살 부분으로 이명, 난청 등의 증상에 좋습니다.
2) 청궁: 귀 앞 오목하게 들어가는 부분, 청각신경염 및 중이염 등에 좋습니다.
3) 청회: 귓불 바로 옆, 입이 벌어질 때 깊이 함몰되는 곳으로 난청, 이명에 좋습니다.

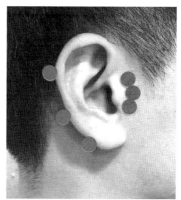
(우측 위에서부터) 이문, 청궁, 청회
(좌측 위에서부터) 노식, 계맥, 예풍

4) 노식: 측면으로 누워 베개가 닿는 곳으로 이명 및 치통이 있을 때 좋습니다.
5) 계맥: 귓불 뒤 움푹 들어간 곳으로 이명, 난청 등으로 유발되는 두통에도 좋습니다.
6) 예풍: 귀 뒤 움푹 들어간 부분으로 중이염에 좋습니다.

예방하는 것만으로도 증상이 개선되지 않는다면 전체적인 몸의 밸런스가 맞지 않는 것이므로 청각 세포를 활성화할 수 있는 한약재와 개인의 체질에 맞는 약초를 적절히 배합하여 처방한 한약 치료를 통해 보다 나은 귀 편한 세상을 만들 수 있습니다.

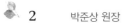

편안한 숨이 필요한 천식 환자 양생법

감기, 기침만큼 흔히 있는 만성 호흡기 질환 중의 하나가 천식입니다. 천식은 기관지가 좁아져서 생기는 질병으로서 대표적인 알레르기 질환 중의 하나입니다. 유전적인 원인과 환경적인 원인이 복합적으로 작용합니다. 알레르기 체질을 물려받고 외부 천식 유발인자들에 노출되면서 발생합니다. 대체적으로 선진국에서 높은 유병률로 나타난다고 합니다.

천식의 대표적인 증상은 다음과 같습니다.

1) 목이 간질간질하며 발작적인 기침이 멈추지 않는다.
2) 헛기침해도 가래가 잘 나오지 않으며 목에 가래가 낀 느낌이 가시지 않는다.
3) 가슴이 답답하고 통증이 느껴지기도 한다.

위의 세 증상이 3주 이상 지속된다면 천식일 가능성이 높습니다.

천식 환자들은 대부분 비염을 앓고 있을 가능성이 크며 확실히 알기 위해선 폐기능 검사를 해보는 것이 가장 정확하지만 앞서 말씀드린 천식 대표 증상들, 과거력, 가족력, 치료제에 대한 반응 등을 참고하여 진단할 수도 있습니다.

한의학에서는 기관지천시, 천시성 기관지염, 폐기종, 심장성 천식을 포괄하여 효천哮喘이라고 표현했으며 기관지 내 소리의 차이에 따라 구분하였습니다. 한의학에선 한랭한 환경, 신경과민, 체내 담적(노폐물)의 과다, 유전, 감염 질환, 과민성 알레르기 등을 효천의 원인으로 봅니다.

천식과 같은 만성 호흡기 질환은 완전한 치료를 목표로 하기보단 증상을 호전시켜 일상생활에 불편함이 없도록 해주는 것이 목표이므로 예방 차원에서의 접근이 필요하다고 생각합니다.

그렇다면 천식, 기관지 천식염 등의 만성 호흡기 질환을 예방할 수 있는 방법은 무엇일까요? 가장 중요한 원칙이겠지만 증상을 유발하는 요인들을 다음과 같이 멀리하는 것이 좋습니다.

1. 맑은 공기만 마시세요

공기 속에 포함되어 호흡 발작 및 관련 증상을 유발할 수 있는 물질들을 멀리하는 것이 좋습니다. 가장 대표적인 요인은 담배입니다. 담배는 기관지 내 과민증상을 악화하기 때문에 기관지와 폐에 나쁜 영향을 줍니다. 간접흡연 역시 천식에 좋지 않으므로 주변에서 흡연하지 않도록 도와주는 것이 바람직합니다. 또한 차가운 공기 또한 천식 증상을 유발할 수 있기 때문에 기관지를 따뜻하고 건조하지 않게 해주는 것이 좋습니다.

2. 깨끗한 환경을 만들어 주세요

주름진 커튼이나 카펫 등의 의류, 침구류는 먼지가 잘 털리지 않고 진드기 등 천식을 유발할 수 있는 항원들이 많이 있으므로 쓰지 않는 것이 좋습니다.

욕실처럼 곰팡이가 쉽게 생길 수 있는 곳은 표백제를 이용하여 깨끗한 환경을 만들어주어야 합니다. 털이 달린 애완동물은 털을 자주 빗겨주거나 깎아주든지 같이 놀고 난 후 손 소독제, 비누 등으로 깨끗하게 씻어줍니다. 거실 내 꽃이나 화분 같은 것들은 가급적 치우고 꽃가루가 실내에 들어오지 못하도록 침실을 닫아주는 것이 좋습니다.

3. 알레르기 유발 음식을 조심하세요

영화 〈기생충〉을 보신 분들은 아시겠지만 극 중 복숭아 알레르기를 이용해 사람을 괴롭히는 씬이 하나 나오는데요, 실제로 복숭아, 달걀, 땅콩, 오이 등은 알레르기를 유발하기 쉬워 천식이나 호흡기 질환이 있으신 분들의 증상을 악화할 수 있습니다.

4. 약을 꾸준히 챙겨 드세요

실제로 천식 환자들은 네뷸라이저를 소지하고 증상이 올 때마다 사용합니다. 개인적으로는 예방 및 증상의 빠른 호전을 위해 사용하는 것을 권장합니다.

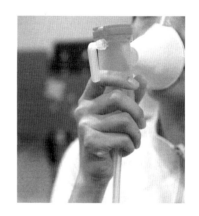

한의학적으로 천식 예방에 도움이

될 만한 대표적인 약재는 총백(파뿌리)입니다. 총백은 기침을 가라앉히고 가래를 없애주는 성질이 있어 깨끗이 씻어 말린 총백 7~8개 정도와 2L 의 생수를 약 30분 정도 달여 마시면 도움이 된다고 내원하시는 환자분들에게 말씀드리기도 합니다. 차로 드시기 힘들다면 파뿌리와 잘 어울리는 무를 함께 끓여 음식에 활용하신다면 천식 예방에도 도움이 될 것으로 보입니다.

그 외에도 기관지 염증을 가라앉혀주는 배, 사포닌 성분이 풍부하여 폐를 건강하게 해주는 도라지, 염증 완화에 도움이 되는 생강, 풍부한 점액으로 목 안을 촉촉하게 해주는 바나나, 천식 증세 개선에 도움이 된다고 알려진 토마토 등도 추천드립니다.

이런 예방 차원의 습관 개선에도 증상이 생기거나 걱정되시는 분들은 한의원에서의 진료도 추천드립니다. 기관지의 정상적인 기능 회복 및 염증 제어, 후유증 예방을 통한 면역력 강화가 필요하나 환자분들의 상황 및 체질에 따라 처방이 달라질 수 있으니 가까운 한의원에 가서 상담해 볼 것을 추천드립니다.

제10장

못다 한
이야기

말 못 할 고통, 항문 질환 예방법

치질과의 첫 만남은 2년 전이었습니다. 사촌 형이 집에 놀러 와서는 저를 방으로 부르더니 바지를 내리고 엉덩이 골 안 튀어나온 혹을 없애줄 수 있느냐고 물어본 것인데요. 태어나서 처음 본 그 혹은 저를 당황하게 할 정도로 컸기에 이 정도면 어쩔 수 없이 수술해야 하지 않을까 싶다고 얼버무렸습니다.

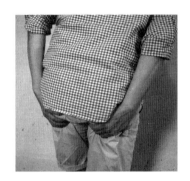

2018년 국민건강보험공단이 발표한 2018년 주요수술 통계연보를 보면 치핵 수술은 연간 17만 9천 건 정도로 백내장 수술 다음으로 많이 하는 수술이며 특히 40대에서는 가장 많이 하는 수술입니다.

우리가 흔히 말하는 치질이라는 질환은 항문 주변의 혈관과 조직이 돌출 혹은 출혈 증상을 나타내는 것으로 치핵(위치에 따라 내지핵, 외치핵으로 구분), 치열(항문선 파열), 치루(주변 피부 분비물)로 나눌 수 있습니다. 항문 질환은 주로 직립보행을 하는 영장류에게 나타나는데 내장이 중력에 의해 항문에 압력을 가해서 많이 생긴다고 알려져 있습니다. 그 외로 현대인들의 불규칙한 식습관 및 생활습관도 원인이 됩니다.

한의학에서는 다양한 원인으로 치질의 병리를 설명합니다.

첫 번째 원인으로는 순환의 문제를 들 수 있습니다. 어떠한 이유로 혈액 및 체액의 순환이 고르지 못하여 생긴다고 하고 이로 인해 생기는 어혈이 항문 질환을 유발할 수 있다고 설명합니다. 자세가 좋지 못하거나, 한 자세로 오래 있으신 분들에게 해당하는 원인입니다.

두 번째 원인으로는 잦은 변비를 들 수 있습니다. 대장 안이 건조하면 대장의 연동운동이 잘되지 않으면서 가스가 많이 차는데 이런 증상이 있으신 분들 또한 항문 질환의 위험성이 있습니다.

세 번째 원인은 맵고 짠 자극적인 음식 및 음주로 인한 것인데 이는 위장관을 습하게 하고 열독이 쌓이게 하여 대장에도 영향을 주기 때문에 항문 가려움증 및 작열감, 피로 과다 등의 증상이 나타나게 합니다.

마지막 원인은 몸에 기력이 허해서 생기는 경우인데 이는 노인들에게 해당하는 원인이라고 볼 수 있습니다. 치질이 급성으로 오는 게 아니라 만성으로 진행되어 설사를 동반한 치질이 나타날 수 있습니다.

항문 질환의 자가진단법은 다음과 같은데 하나라도 해당하신다면 항문 건강에 신경 쓰실 필요가 있습니다.

1) 평소에 항문의 일부가 튀어나와 있으나 통증이 없다(항문 피부 늘어짐).

2) 항문에 단단한 덩어리가 잡히고 통증이 있다(혈전성 외치핵).

3) 힘을 주어 변을 본 후 항문이 붓고 분비물이 속옷에 묻는 경우가 있다(외치핵).

4) 술을 마시거나 과로한 후 통증이 없는 선홍색 출혈이 있다(1기 내치핵).

5) 변을 볼 때 살덩어리가 들어갔다 나왔다 한다(2기 내치핵 - 수술 불필요).

6) 변을 볼 때 나오는 살덩어리를 손으로 집어넣어야 한다(3기 내치핵).

7) 살덩어리가 들어가지 않으며 매우 통증이 심하다(4기 내치핵).

6, 7번에 해당하는 3~4기의 내치핵의 경우는 외과적인 수술이 필요하지만 초기 항문 질환의 경우 한의학을 통한 예방 및 치료도 가능할 수 있습니다.

항문 질환을 최소화하기 위한 생활습관 및 운동법은 어떤 게 있을까요?

가장 우선적인 방법은 배변 시간을 줄이는 것입니다. 배변 시간이 10분을 넘어갈 경우 항문 내 압력이 커져 혈액순환이 원활하지 않아 치질이 올 확률이 높아집니다. 간단하게 볼일만 보고 나오는 것이 중요합니다. 또한 장시간 앉아있는 자세도 항문 압력을 높이는 원인이므로 주기적으로 일어나 가벼운 걷기나 스트레칭을 해주는 것이 도움이 됩니다.

음식 섭취 및 관리도 중요합니다. 육류와 탄수화물 위주의 식사는 원활한 장 활동을 방해하므로 적당량의 섬유질과 수분을 같이 섭취해야 항문 질환 예방에 도움이 됩니다. 또한 과도한 음주도 혈류속도가 빨라질 때 항문 출혈을 일으킬 수 있기 때문에 조심해야 합니다.

추천드릴만 한 음식은 다시마, 미역, 톳 등의 해조류입니다. 한의서 동의보감과 본초강목에서는 곤포, 해조 등의 해조류가 치질을 다스리고 기생충을 없앤다고 하여 항문 질환으로 고생하는 사람들에게 좋다고 말하고 있습니다. 아르기닌산이 포함되어 있기 때문에 대장의 연하작용에도 도움이 되므로 항문 질환자들에겐 추천합니다.

우리 몸을 씻을 때도 항문 질환을 예방할 수 있습니다. 우선 항문 부위가 청결하지 못할 경우 대변에 있는 세균에 감염될 수 있습니다. 항문 표피를 깨끗한 물로 씻는 정도로만 가볍게 씻어야 하며 무리하게 문지른다든지 손으로 긁는 것은 좋지 않습니다. 또한 배변 후 항문을 휴지로 세게 닦는 습관 또한 출혈을 유발할 수 있으므로 물티슈 등으로 닦는 것이 더 좋습니다.

좌훈이나 좌욕도 항문 주위 혈액순환 및 기혈 순환을 촉진하는 데 도움이 많이 됩니다. 항문 주변을 깨끗이 세정한 후 따뜻하다 싶을 정도의 40도 정도의 물을 준비한 후 편한 자세로 앉아 5분 정도 시행하면 됩니다.

케겔 운동도 항문 질환 및 골반 근육 강화에 도움이 됩니다. 누운 자세에서 골반을 들고 숨을 마시고 항문에 힘을 주어 10초 정도 조이고 숨을 내쉬면서 골반을 내려놓는 동작을 10회 정도 반복해야 합니다. 누워있기 힘들다면 앉은 자세나 선 자세에서도 가능하니 한 번쯤 시도해 보셔도 도움이 될 만한 운동입니다.

항문 질환을 예방할 수 있도록 해주는 마사지 혈자리를 두 개만 소개해 드리겠습니다. '공최혈'과 '승제혈'입니다.

'공최혈'은 예로부터 내려오던 치질의 명혈이며 엄지손가락 부위 손목에서 바깥 팔꿈치 쪽까지 가상의 선을 그었을 때 중간 지점에 가까운 혈입니다. 공최혈을 10초간 지압 후 10초 동안 휴식하는 동작을 5~10회정도 꾸준히 시행하면 도움이 된다고 알려져 있습니다.

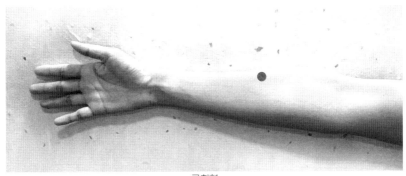
공최혈

또한 '승제혈'은 양쪽 귀 꼭대기 부위를 연결했을 때 중앙이 되는 백회혈에서 손가락 한 마디 앞으로 가면 나오는 혈자리인데 이곳을 두피 마사지하듯이 콕콕 눌러준다면 항문 질환에 도움이 된다고 알려져 있으니

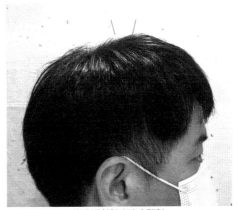
(좌) 백회혈, (우) 승제혈

참고해 보셔도 도움이 될 것입니다.

　말 못 할 고통으로 고생하시는 전국 85만 명의 항문 질환자분들에게 조금이나마 도움이 되었으면 좋겠습니다. 외과적인 치료와 함께 한약 복용을 하면서 일주일에 1~2번 침 치료를 병행하는 것도 도움이 될 수 있으니 한의원에서 초기 항문 질환을 예방해 보시는 건 어떠신지 제안해 봅니다.

고구마 다이어트로 올해는 꼭 성공하자

다이어트에 무슨 음식이 좋은지를 질
문하시는 분들이 많습니다. 감자,
토마토, 미숫가루 등 다이어트에
도움이 되는 음식들은 참 많습니
다. 하지만 저에게 그중 제일 좋은 것
이 무엇이냐고 물어본다면, 단연 '고구
마'를 추천합니다.

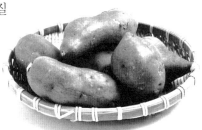

최근에는 저탄고지 다이어트가 유행하고 있습니다. 물론 다이어트 음
식은 함유 칼로리가 중요합니다. 하지만 칼로리가 낮다고 무조건 다이
어트 음식이라고 추천하기에는 부족한 감이 있습니다.

다이어트 음식의 핵심, GI지수(혈당지수, Glycemic Index)

GI지수가 칼로리보다 중요합니다. GI지수(혈당지수, Glycemic Index)는 음
식을 섭취한 후 혈당이 상승하는 속도를 수지(0~100)로 나타낸 것입니
다. 숫자가 높을수록 혈당을 빨리 올리고, 낮을수록 혈당을 서서히 올리
는 것입니다.

식사 후 체내의 GI지수가 높아지면 인슐린이 분비됩니다. 인슐린은 혈액 속의 포도당의 양을 일정하게 유지해 혈당을 정상 범위로 조절하는 역할을 하는 호르몬입니다. GI지수가 높은 음식을 섭취하여 인슐린이 과하게 나오게 되면, 인슐린의 작용으로 체지방을 축적하는 역효과가 나타나게 됩니다.

GI지수가 높은 음식을 섭취하면 인슐린을 과하게 분비시켜 급속히 혈당이 올라갔다가 낮아지게 됩니다. 혈당이 갑자기 낮아지면 체지방 축적을 일으키고, 공복감을 느끼게 돼 본능적으로 혈당을 빨리 올리는 음식을 찾게 되는 악순환을 일으킵니다.

반면에 GI지수가 낮은 음식을 먹으면 혈당 수치가 서서히 올라가기 때문에 인슐린 분비가 적고, 지방으로 저장되는 당이 적어 체지방량이나 체형 관리에 효과적입니다. GI지수가 낮은 음식은 오랜 시간 동안 포만감을 유지시키고, 공복감을 줄이는 데 도움을 주게 됩니다.

보통 GI지수의 기준은 세 가지로 나뉩니다.

1) GI지수가 낮은 식품(~55)
2) GI지수가 보통인 식품(56~69)
3) GI지수가 높은 식품(70~)

GI지수가 높은 음식은 대체적으로 칼로리가 높은 음식으로 볼 수 있습니다. 주로 살찌는 음식으로 알려진 치킨, 도넛, 감자튀김, 케이크,

빵은 GI지수가 매우 높아 다이어트를 할 때에 금기시됩니다. 또한 흰쌀밥, 밀가루 음식, 면 요리와 같은 탄수화물 음식도 GI지수가 높기 때문에 제한식을 해야 합니다.

GI지수가 낮은 식품은?

채소류, 유제품, 해조류 등은 보통 GI지수가 낮습니다. 채소류는 양상추, 오이, 여주, 청경채, 토마토 등이 GI지수가 낮습니다. 흰 우유, 플레인 요구르트와 같은 유제품 및 달걀도 혈당을 조절하는 데 도움을 주고, 미역, 다시마, 김처럼 해조류에 해당하는 음식도 GI지수가 낮아 다이어트에 효과적입니다. 과일류(딸기·배·귤·망고), 견과류, 등푸른생선류, 해산물(새우·오징어·멸치) 등도 GI지수가 낮습니다.

이렇게 GI지수가 낮은 식품만으로 식단을 짜면, 다이어트 감량기나 체중 유지 식사로 도움이 됩니다.

다이어트 음식이 갖추어야 할 덕목

1) 칼로리가 낮아야 한다.
2) 포만감이 있어야 한다.
3) 지속적으로 먹어도 물리지 않아야 한다.
4) 식이 다이어트 시에 생길 수 있는 변비 증상을 완화해야 한다.
5) 쉽게 구할 수 있어야 한다.
6) 가격이 저렴해야 한다.
7) 쉽게 조리할 수 있어야 한다.

쇠고기를 저염 조리해서 먹는 황제다이어트가 실패하는 이유는 변비 유발, 높은 가격대, 많이 먹으면 물릴 수 있다는 단점이 있기 때문입니다.

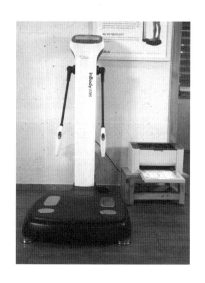

이런 점들을 고려해 보면 역시 '고구마'가 다이어트에는 매우 좋은 재료입니다. 고구마 1개의 질량은 대략 100g 정도 되는데, 삶은 고구마의 경우 약 120㎉ 정도가 됩니다. 100g 당 감자의 칼로리는 63㎉, 고구마는 128㎉이지만, GI지수는 감자가 90, 고구마가 55로, GI지수를 고려한다면 고구마를 섭취하는 게 다이어트에 더 효과적입니다. 또한, 고구마는 식이섬유를 많이 함유하기 때문에, 다이어트 시에 식사량을 줄인 관계로 발생하기 쉬운 변비 증상을 예방하는 데 도움이 됩니다.

실제로 다이어트 초기 2~4주간 고구마 다이어트를 집중적으로 시행해 보면, 4~6㎏의 감량 정도는 쉽게 이루는 것을 볼 수 있습니다.

추천 하루 식단

1) 아침: 고구마(120㎉) + 우유나 토마토 주스(80㎉) = 약 200㎉

2) 점심: 밥 2/3공기 + 고기반찬 포함 간단 식사(단, 국이나 찌개는 삼갈 것) = 약 500㎉

3) 저녁: 고구마(120㎉) + 우유나 토마토 주스(80㎉) = 약 200㎉

하루 총 1,000kcal의 식단과 하루 400kcal 정도의 유산소 운동을 겸하면, 한 달에 약 4~6kg의 감량은 거뜬합니다. 단, 5kg 이상의 감량 후에는 고 구마로 편중된 식단을 위에 언급된 GI지수가 낮은 식사로 골고루 식단 을 꾸며서 영양소를 골고루 섭취하는 것도 중요합니다.

고구마 다이어트로 건강하고 날씬한 신체를 유지해 보면 어떨까요?

고전에서 찾는 환자윤리

역사 깊은 의학서적 중《의학심오醫學心悟》라는 책이 있습니다. 청淸나라 건륭황제 1732년 정국팽程國彭이라는 명의가 30여 년간의 임상경험을 바탕으로 여러 의가의 치법을 두루 섭렵하여 마침내 저자가 마음으로 깨달은 내용(心悟, 심오)을 모아 기술 한 책입니다.

저자인 정국팽 선생님은 만약 환자가 된다면 '환자로서 주의할 점' 12가지를 열거하였고, '보호자로서 주의할 점'을 2가지 이야기하였습니다. 또한 '의사로서 주의할 점' 21가지를 열거하였습니다. 우리가 어떤 병을 치료할 때는 환자와 보호자, 의사 모두 힘을 합치고 정성을 다해야 최선의 결과를 기대할 수 있습니다. 환자로서, 보호자로서, 그리고 의사로서 치료를 잘하기 위한 지혜를 고전에서 찾아봅니다.

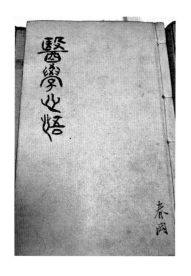

〈환자로서 주의할 점 12가지〉

1) 병이 났을 때 일찍 치료할 시기를 놓치지 마라. 고명한 의사라도 시기를 놓친 병은 치료하기 힘들다.

2) 병을 숨기지 말라, 의사를 시험하기 위한다는 명분으로 곧이곧대로 말하지 않는 건 나무에서 물고기를 구하는 것, 연목구어 격이 아닌가.

3) 조급하게 낫기를 바라지 말고 약을 복용하는 기간을 맞추라.

4) 병세를 잘 관찰하여 차도가 없으면 그 치료방법을 바꾸어야 한다.

5) 약을 복용할 때 그 처방을 잘 따르라(식전, 식후, 횟수).

6) 성내지 마라. 성을 내면 간기가 약해져 근원이 약해진다.

7) 지나친 근심, 걱정으로 고통스럽게 하지 마라.

8) 지나치게 말을 많이 하지 마라. 기가 약해진다.

9) 바람과 찬 기운에 노출되는 것을 피하라.

10) 입을 경계하라(음식을 조절하라).

11) 호색을 삼가라.

12) 병이 중하여 호흡이 곤란하면 입은 막되, 코는 열어두도록 한다.

〈보호자로서 주의할 점 2가지〉

1) 보호자가 환자 대신 놀라고 당황하는 것.

2) 잘못된 길로 환자를 이끄는 것.

〈의사로서 주의할 점 21가지〉

1) 변증을 잘하지 못하는 것.

2) 맥을 명확하게 보지 못하는 것.

3) 계절의 변화를 잘 살펴 치료하지 못하는 것.

4) 경락을 명확히 알지 못하는 것.

5) 약을 적재적소에 정확하게 사용하지 못하는 것.

6) 강한 약물을 함부로 사용하는 것.

7) 약의 용량을 지혜롭게 사용하지 못하는 것.

8) 병의 근본과 증상을 구분하지 못하는 것.

9) 치료의 근본으로 근원을 살피지 않는 것.

10) 음양을 잘 모르는 것.

11) 한열을 잘 모르는 것.

12) 허실을 잘 모르는 것.

13) 약을 정해진 틀에 맞춰 사용하는 것.

14) 약을 가벼이 쓰는 것.

15) 기미(징조)를 잘 모르는 것.

16) 의사의 관이 없이 정해진 견해가 드문 것.

17) 모르는 것을 모른다고 하는 것.

18) 도침을 사용하는 적절한 때를 알지 못하는 것.

19) 어리석은 사람들을 박대하는 것.

20) 자신을 극복하지 못하는 것.

21) 동료 의사들의 말에 공감하지 못하는 것.

참고문헌

1 Ahn JY, Choi SY, Hwang DS, Lee IM, Jang IB, Lee KS, Lee CH. A Retrospective Cross-sectional Study on Leukorrhea in Relation with Lower Abdomen Temperature and Physical Symptoms. 2013; 26(3):93-102.

2. Anderson MR, Klink K, Cohrssen A. Evaluation of vaginal complaints. JAMA. 2004; 291:1368-79.

3. Baek SE, Jang SB, Choi KH, Yoo JE. Systematic Review of Fumigation Therapy for Atrophic Vaginitis. J Korean Obstet Gynecol. 2016; 29(1):92-101.

4. Choi YJ, Jung SY. A Case Report on Two Spontaneous Pregnancies and Two Elevated Anti-Müuullerian Hormone(AMH) of Subfertile Patients with Low AMH level after Korean Medical Treatments. J Korean Obstet Gynecol. 2016; 29(1):135-43.

5. Choi YK, Cho SG, Woo SM, Yun YJ, Park S, Shin YC, et al. Herbal Extract SH 003 Suppresses Tumor Growth and Metastasis of MDA-MB-231 Breast Cancer Cells by Inhibiting STAT3-IL-6 Signaling. Mediators Inflamm. 2014; 2014:492173.

6. Ee CC, Manheimer E, Pirotta MV, White AR. Acupuncture for pelvic and back pain in pregnancy; a systemic review. Am J Obstet Gynecol. 2008 Mar; 198(3):254-9.

7. Healthcare Bigdata Hub(http://opendata.hira.or.kr/)

8. 김하윤. "피임 소홀한 20~30대… 응급피임약에 의지해도 될까" 헬스조선. 2016. 01. 05.(http://health.chosun.com/site/data/html_dir/2016/01/04/2016010402887.html)

9. 박형애. "한국인 매주 평균 13.7잔 술 마셔 세계 1위, 임신부 36.8%도 음주" 프리미엄 조선. 2014. 03. 27.(http://premium.chosun.com/site/data/html_dir/2014/03/13/2014031301615. html)

10. 네이버 블로그 〈바이주를 사랑하는 모임〉 "숙취에 좋은 혈"(https://cafe.naver.com/ aibaijiu/15513)

11. 네이버 포스트 헬스경향. "꿀물이 낫다고? '숙취해소제'의 배신"(https://m.post.naver. com/viewer/postView.nhn?volumeNo=26755271&memberNo=28656674&vType=VERTICAL)

12. 정종훈. "응급피임약 처방 10건 중 1건은 10대…남성 처방도 다수" 중앙일보. 2019. 10. 22.(https://news.joins.com/article/23611188)

13. Jaung AH, Jung YJ, Kim MY. Affecting factors sexual experience among college students. Journal of the Korea Academia Industrial Cooperation Society. 2015; 16(1):555-63.

14. Jun EM, Shin HG. Factors Influencing Condom Use in Male College Students. Journal of the Korean Data Analysis Society. 2016; 18(6):3395-408.

15. Kang NH, Kim JH, Park NC, Yoo ES, Lee JM, Lee CH, et al. The Clinical Study on 2 Cases of Atrophic Vaginitis in Menopausal Women. J Korean Obstet Gynecol. 2016; 29(4):034−45.

16. Kim JH, Moon HS. Health Perception, Body Image, Sexual Function and Depression in Menopausal Women according to Menopausal Stages. J Korean Acad Nurs. 2006; 36(3), 449−56.

17. Kim SJ, Yun WJ, Choi YL, Kim DI, Sohn YJ, Sohn NW. Effects of Dalsaeng−san on Duration of Lavor in Primiparas, The journal of oriental obstetrics & gynecology. 2004; 17(2):115−22.

18. Korean Breast Cancer Society. Breast Cancer Facts & Figures 2017. Seoul: Korean Breast Cancer Society; 2017; 25.

19. Lee HY, Kwon SK, Wee HS, Cho HJ, Choi EM, Kang MJ. Clinical Study about The Effects of Gamisamultang on Lactogenesis and Prolactin in Early Puerperal Period. The Society of Korean Medicine Obstetrics and Gynecology. 2004; 17(2):147−56.

20. Lee WS. Current concept of infertility treatment. Korean Journal of Obstetrics and Gynecology. 2005; 48(5):1106−29.

21. Nam SN, Kim JH, Lim HJ. The effects of stress hormone according to aerobic exercise of menstrual cycle. Exercise science. 2008; 17(1):11−22.

22. Noh EJ, Choi SJ, Lee DN, Kim DI. A Study on the Maternal Characteristics and Clinical Changes After Korean Medicine Postpartum Care. J Korean Obstet Gynecol. 2019; 32(3):57−72.

23. Nyirjesy P, et al. Alternative Therapies in Women With Chronic Vaginitis. Obstet Gynecol. 2011; 117:856−61.

24. Oh EY. Factors Affecting on Contraception Behavior in University Students of Health and Non−health Department. Journal of Digital Convergence. 2019; 17(12):261−70.

25. Pak DS, Jang JB, Lee KS. Effect of Jeoje and Tongyu−tang except Cheonsangap on lactation in postpartum rat. The Journal of Oriental Obstetrics & Gynecology. 2004; 17(2):27−40.

26. Park NC, Kim JK, Seo YG, Seo SY, Shin DS, Lee GC, Hwang DS. Four Cases of Korean Medical Treatment for Infertile Married Couple. J Korean Obstet Gynecol. 2018; 31(3):164−73.

27. Richards E, Van Kessel G, Virgara R, Harris P. Does antenatal physical therapy for pregnant women with low back pain or pelvic pain improve functional outcomes? A systemic review. Acta Obstet Gynecol Scand. 2012 Sep; 91(9):1039−45.

28. Roh HK, et al. Health Policy Forum (2012 Year). Research Institute for Health Policy. 2012; 10(2):128.

29. Rosenfeld I. Symptoms. Seoul: Jeongdam. 2003; 462.

30. Shin KR, Park HJ, Bae KE, Cha C. Sexual behavior, health risk behaviors related to reproductive health, and sexual experiences among Korean college students. Korean Journal of Adult Nursing. 2010; 22(6):624−33.

31. So MJ, Lee YJ, Kim SH, Jang JB, Hwang DS, Kim DI. Trends Analysis of Clinical Studies on Korean Medicine for Infertility. J Korean Obstet Gynecol. 2017; 30(1):42−55.

32. Wang SM, Dezinno P, Lin H, Yue JJ, Berman MR, Baveman F, Kain ZN. Auricular acupuncture as a treatment for pregnant women who have low back and posterior pelvic pain: a pilot study. Am J Obstet Gynecol. 2009 Sep; 201(3):271.el−9.

33. Yi IH, Kim IJ, Jang JB, Song BK, Lee KS. A clinical study on the Effects of Herbal Medicine on the Fetus during Pregnancy. J Korean Oriental Med. 2000; 21(1):40−4.

34. 대한모유수유한의학회(http://kabm.co.kr/)

35. 전국한의과대학 간계내과학교수 공저. 《간계내과학》. 동양의학연구원. 2001.

36. 티나 캐시디. 《출산, 그 놀라운 역사》. 서울: 후마니타스. 2015.

37. 한의학연구원 한의학지식정보자원웹서비스(http://jisik.kiom.re.kr/)

치료보다 쉬운 예방

초판 1쇄 인쇄 2021년 12월 06일
초판 1쇄 발행 2021년 12월 15일
지은이 김제명·이승환·이슬기·박준상·차지원·김도균·주성완

펴낸이 김양수
책임편집 이정은
교정교열 이봄이

펴낸곳 도서출판 맑은샘
출판등록 제2012-000035
주소 경기도 고양시 일산서구 중앙로 1456 서현프라자 604호
전화 031) 906-5006
팩스 031) 906-5079
홈페이지 www.booksam.kr
블로그 http://blog.naver.com/okbook1234
이메일 okbook1234@naver.com
ISBN 979-11-5778-513-1 (03510)